Coco Burckhardt
Pflanzenbrauch im Jahreslauf

Coco Burckhardt

Pflanzenbrauch im Jahreslauf

Mit Baum und Kraut im
Reigen der Jahreskreisfeste
spielen, heilen und genießen

Mit Zeichnungen von Rafael Kläger

NEUE ERDE

Hinweis des Verlages

Die in diesem Buch gemachten Aussagen und Empfehlungen können die professionelle Hilfe von Ärzten oder Heilpraktikern nicht ersetzen. Die Autorin hat nach bestem Wissen und Gewissen recherchiert. Sie gibt den neuesten Wissensstand bei der Veröffentlichung der Originalausgabe wieder. Eine Haftung der Autorin, des Verlages oder seiner Beauftragten für etwaige Personen-, Sach- oder Vermögensschäden ist ausgeschlossen.

Bücher haben feste Preise.
1. Auflage 2022

Coco Burckharddt
Pflanzenbrauch im Jahreslauf
mit Zeichnungen von Rafael Kläger

Umschlag:
Illustration: Meraylah Allwood
Gestaltung: Dragon Design, GB

Satz und Gestaltung:
Dragon Design, GB
Gesetzt aus der Minion

Gesamtherstellung: Appel & Klinger, Schneckenlohe
Printed in Germany

ISBN 978-3-89060-811-2

Neue Erde GmbH
Cecilienstr. 29 · 66111 Saarbrücken
Deutschland · Planet Erde
www.neue-erde.de

MIX
Papier aus verantwortungsvollen Quellen
FSC® C100257

Im Winter ruht die Natur eingehüllt in ihrem
weißen Schneegewand.
Erwacht im Frühling mit Vogellied und warmer
Sonnenhand.
Steht dann im Sommer ganz in ihrer grünen Kraft,
um im Herbst zu vollenden, was in der Ruhe des
Winters begonnen hat.

Inhalt

SOMMER

HERBST

Anhang

Vorwort

Palmbuschen binden, Gründonnerstagsuppe kochen, während des Frauendreisgers Kräuter sammeln, Raunächte begehen – einige alte Pflanzenbräuche haben die Jahrhunderte überlebt, andere wurden vergessen.

Als ich vor ein paar Jahren bei der Tagung der bayrischen Waldkindergärten ein Seminar mit dem Titel »Jahreskreisfeste und ihre Pflanzenbräuche« gab, stieß das Thema auf großes Interesse. In erster Linie ging es dabei um die pädagogische Umsetzung verbunden mit dem bewussten Erleben der Jahreszeiten im Waldkindergartenbetrieb. Doch recht schnell stellte ich auch ein persönliches Interesse der Teilnehmer fest – die »Geburtsstunde« dieser Buchidee.

Die gesellschaftliche Entwicklung in den Industrieländern, die starke Urbanisierung hat uns in gefährlicher Weise von der Natur entfremdet. Viele kennen Fauna & Flora, Ökosysteme & Landschaften nur noch aus Dokumentarfilmen und denken, dass alles in Ordnung sei, die »schönen, bunten, bewegten Bilder haben es doch gezeigt«. Eingekapselt im städtischen Leben wird der Blick auf das verwehrt, was unser Konsum und unsere Lebensweise mit dem Planeten und all seinen Geschöpfen, einschließlich den Menschen, macht.* Auch die individuelle Ebene leidet. Man ist abgekoppelt vom wahren Leben, den Lebenskräften Wasser, Erde, Luft, von dem was uns am Leben erhält. Stattdessen werden leblose Ziele wie Karriere, Statussymbole, Anerkennung von außen verfolgt, und damit einher geht der Verlust der Sinnhaftigkeit.

Die Natur mit all ihrer Schönheit wird meist nur noch als Kulisse, als Wohlfühl-Ambiente für diverse Freizeitaktivitäten missbraucht.

* Nach Untersuchung der IPBES (ein unabhängiges internationales Beratungsgremium aus Experten) werden bis Mitte des Jahrhunderts 1 Mio. größere und bekanntere Pflanzen- und Tierarten aussterben; laut dem Weltklimarat ist der Temperaturanstieg von 1,5 Grad (im Vergleich zum Jahr 1900) in 10 Jahren erreicht; das vorhandene Grund- und Trinkwasser wird in vielen Regionen Deutschlands durch Nitratverseuchung aus der Überdüngung unbrauchbar gemacht; schon jetzt findet sogar innerhalb Europas eine Klimamigration z.B. von Süd- nach Nordfrankreich statt.

»Es soll schön grün sein.« Dass in dem Grün eine große Artenarmut herrscht, spielt dabei keine Rolle. Wir haben uns von unserem Ursprung, unserer Mutter Erde, entfremdet.

Aber was geschehen ist, kann sich auch wieder ändern, Kulissen können eingerissen werden. Die Natur zeigt uns alljährlich, wie Veränderung vonstattengeht.

Das bewusste Erleben der Jahreszeiten, das Begehen der dazugehörigen Feste und Rituale kann ein Vehikel hin zu dieser Veränderung sein.

Eine Veränderung, die sich auch auf unser Inneres auswirkt: weg vom rein Profanen hin zu einer tieferen Sinnhaftigkeit, eingebettet im Lebenszyklus unseres Planeten. Es ist auch ein Zugewinn an Lebensfreude: Freude über die ersten warmen Frühlingstage, die Vogelkonzerte, die Schmetterlinge des Sommers, das bunte Herbstlaub und die Ruhe des Winters. Wenn wir die Natur wieder wirklich sehen, ihren Wert erkennen und sie wieder lieben lernen, werden wir sie auch schützen und unser Konsumverhalten verändern. Wobei der vordergründige Verzicht in Wirklichkeit ein Zuwachs an Genuss ist. Man wird sich auf die kurze Spargel- und Erdbeersaison freuen, im Sommer über Tomaten und im Herbst über Äpfel. Man wird ihren Geschmack genießen, statt sie nur als fade Nahrung zu konsumieren.

Ich würde mir wünschen, dass dieses Buch nicht nur als »Wohlfühlbuch« gelesen wird, sondern ein erster Schritt ist auf dem Weg, wieder bewusst und nachhaltig mit unserem schönen und einzigartigen Planeten und all seinen Geschöpfen umzugehen – und nicht nur, weil man die Notwendigkeit erkennt, sondern aus einem tiefen Bedürfnis heraus. Und dass man in weiteren Schritten beginnt, bewusst zu konsumieren (ökologisch, fair, saisonal), sich im Winter warm anzuziehen und vernünftig zu heizen. Und ich bitte euch, spielt nicht so viel mit dem Smartphone,* leistet Widerstand, geht in Gespräche, unterstützt Umweltorganisationen, gebt Wissen weiter.

* Zahlenspiele zur Veranschaulichung: 2020 betrug die Stromverbrauch der Server- und Rechenzentren in Deutschland 10 Milliarden KWh, das entspricht dem Strombedarf von 2.800.000 Haushalten mit 5 Personen. Die Informations- und Kommunikationstechnik macht 3,7 % aller Treibhausgasemmissionen aus, das sind doppelt soviel wie der gesamte zivile Luftverkehr.

Nun noch ein paar erklärende Worte zum Inhalt und Aufbau des Buches.

In ganz Europa, zeitweise bis in die Türkei hinein, war die keltische Kultur verbreitet. Eine Kultur, dessen Erbe uns leider nur noch als Flickenteppich aus römisch/griechischen Schriften, frühen Dokumenten christlicher Mönche Irlands und der Britischen Inseln, aus alten Kinderliedern und Bräuchen und dem Marienkult überliefert ist. Es war die letzte Kultur unserer Breiten, die noch ein enges, vertrautes Verhältnis zur Natur hatte. Sie wurde vom Christentum abgelöst, einer Wüstenreligion, die den Himmel und nicht die Erde verehrte. In der Wüste ist Mutter Erde nicht freigiebig, üppig, grün und lebensspendend wie in unseren Breiten.* Damit die neue Religion Fuß fassen konnte, setzte man unter anderem die wichtigsten Ereignisse des Kirchenjahres auf die bereits bestehenden Feiertage der alten Religion, wobei vier der Hochfeiertage, die sogenannten Kreuzvierteltage, die zuvor an den Vollmonden des jeweiligen Monats stattfanden, nun auf ein bestimmtes Datum festgelegt wurden.** Es verwundert nun kaum, dass mit der Übernahme der Feiertage auch viele Bräuche vollständig oder in leicht abgeänderter Form übernommen wurden.

Altes und Neues möchte ich in diesem Buch vereinen. Daher beschreibe und erläutere ich die Hintergründe der Jahreszeitfeste aus der Tradition der »alten keltischen« und »neuen christlichen« Religion heraus, wobei ich mich bei der Definition und dem Beginn der Jahreszeiten an den keltischen Überlieferungen orientiere und nicht an unserem heutigen Kalender oder der heutigen Definition.

Vieles, was an der jüdisch-christlichen Glaubenswelt etwas befremdet, kann durch die keltische verstanden werden. Den Festtagserläuterungen folgen dazu gehörige tradierte Pflanzenbräuche*** und solche

* Diese Tatsache gilt unter Theologen und Religionswissenschaftlern als einer der Hauptursachen für das gestörte Verhältnis zur Natur, das sich in unseren Breiten entwickelt hat.

** Es ist zu vermuten, dass dies auch ein »Bekehrungsstreich« war, um das zyklische Erleben der naturreligiösen Heiden zu unterbinden.

*** Die Vielzahl an Bräuchen und Ritualen zu den Jahreskreisfesten bzw. christlichen Hochfeiertagen weisen noch stark naturreligiöse Züge auf, dieses Buch beschränkt sich allerdings auf die noch verbliebenen Pflanzenbräuche.

ohne Tradition – es sind neue, von mir erdachte, in meinem Verständnis in die Zeit passende. Manche der »neuen« sind nur an die Jahreszeiten und nicht an den Festtag gebunden, und ein kleiner Teil speziell für den (Wald-)Kindergarten gedacht.

Neben tradierten Kultspeisen, stelle ich noch ein paar weitere Kochrezepte vor. *Bei den süßen Speisen steht das Wort »Zucker« als Synonym für Süßungsmittel.* Gesündere Alternativen zur raffinierten Zuckerrübe und Zuckerrohr wären beispielsweise Honig, Rohrohrzucker oder Agavendicksaft.

Für jeden Feiertag gibt es eine Geschichte, die von den alten Göttern oder von der Entstehung der Bräuche erzählt. Auch das Geschichtenerzählen ist eine alte Tradition, die es gilt, ähnlich den Pflanzenbräuchen, wiederzubeleben. Außerdem hilft sie uns, nicht nur kognitiv, sondern emotional zu verstehen, zu lernen und auf liebevolle, verspielte Art zu verinnerlichen.

Jede Jahreszeit hat zusätzlich einen Themenschwerpunkt – im Winter das Räuchern und die Rauhnächte, im Frühling die Wildkräuterküche, im Sommer die Heilpflanzenverarbeitung und im Herbst Pflanzentinten. Diese Schwerpunkte sind ausführlich skizziert, aber nur skizziert und daher lückenhaft. Wenn ihr die einzelnen Themen vertiefen wollt, findet ihr im Anhang dazu Literaturempfehlungen.

Jede Jahreszeit beherbergt auch vier ausführliche Pflanzenportraits. Es sind Pflanzen, die mir viel bedeuten, sie sind teils vergessen oder verkannt und sie sollen Lust auf eine intensive Freundschaft mit »Floras Kindern« machen.

Floras Freundschaft und das Erleben der Jahreszeiten und das Eingebundensein in ihnen können die Basis sein für eine Rückkehr zu einem besseren, bewussteren und nachhaltigeren Umgang mit Mutter Erde und all ihren Geschöpfen.

In diesem Sinne viel Spaß beim Lesen und beim Feiern!

Keltischer Jahreskreis

Die keltischen Götter hatten sehr komplexe Charakter, mal Held, mal Gott. Je nach Mythos und Region standen unterschiedliche Eigenschaften im Vordergrund. In diesem Buch habe ich sie bewusst vereinfacht dargestellt, reduziert auf ihre Aufgaben als Natur-und Vegetationsgottheiten.

Der keltische Jahreskreis begann mit dem Ende, mit dem Novembervollmond. Das Licht der Sonne wurde von den Wintergöttern Samhain und Morrigan unter die Erde geholt, dort sollte es ruhen, neue Kraft schöpfen. Doch damit war auch das Ende aller Vegetation auf der Erde verbunden. Nur durch die immergrünen Pflanzen konnten Mensch und Tier die Hoffnung bewahren, dass das Leben zurückkehren würde. Der Höhepunkt der winterlichen Regentschaft war die Wintersonnwende, der Tag, an dem das Sonnenkind von neuem geboren wurde.

Die Wintergötter wurden zum Februarvollmond von der holden Birkenfee Brigit und ihrem Gefährten dem Bären abgelöst. Gemeinsam weckten sie die Natur, schenkten ihr neue Kraft und standen zur Frühlings-Tagundnachtgleiche in ihrer ganzen Kraft.

Der Maivollmond stellte den nächsten Wendepunkt im Jahreskreis dar. Ab diesem Zeitpunkt hüteten Belisama, die Blumenmaid, und Belenos, ihr Geliebter, die Natur. Sie schenkte den Blüten ihre Farben und Gerüche und er, der lichtbringende Sonnengott, schenkte Kraft und Wärme, auf dass alles noch mehr leuchtete und duftete. Ihr Hochfest, ihre Hochzeit war die Sommersonnwende, der Tag, an dem die Sonne kaum unterzugehen scheint.

Zum Vollmond im August wurden die beiden Liebenden von Lugus und Anona abgelöst, dem feurigen Sonnengott und der gütigen Kornmutter. Sie ließen Natur und Menschen reifen. Sie standen für die Vervollkommnung, für den Abschluss des vollbrachten Jahreskreises. An ihrem hohen Fest, der Herbst-Tagundnachtgleiche, begann das Licht sich wieder zurückzuziehen und überließ der Dunkelheit die Zeit.

An all diesen Festtagen, denen der Sonne (den Sonnwenden und den Tagundnachtgleichen) und denen des Mondes* (im November, Februar, Mai und August, den sogenannten Kreuzvierteltagen) schwand die Grenze zwischen der irdischen und der Anderswelt, der Welt der Geister, Ahnen, Götter und Naturwesen. Man schützte sich in dieser Zeit vor Übergriffen, nutzte die Gelegenheit, hinüberzuspitzen und erbat den göttlichen Segen. Diese heidnische Glaubensvorstellung hat sich bis in die christianisierte Zeit erhalten und spiegelt sich in den diversen Bräuchen wider.

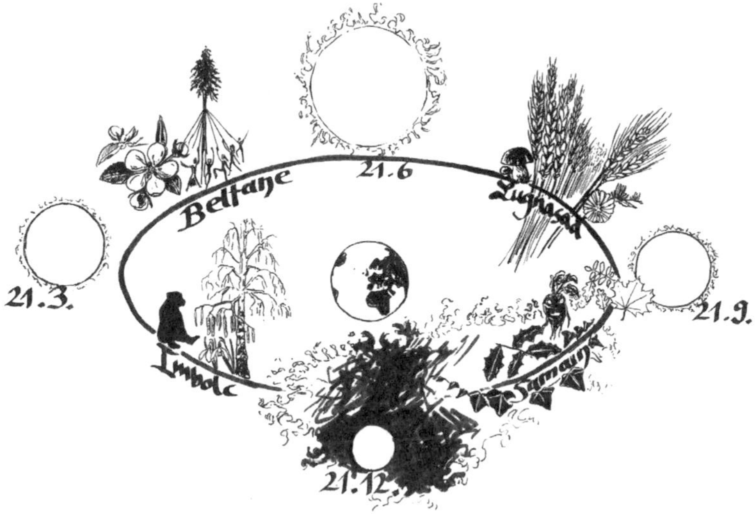

* Hier gibt es unterschiedliche Ansätze. Der eine besagt, dass die Feste wie folgt gefeiert wurden: Samain – Neumond, Imbolc – zunehmender Halbmond, Beltane – Vollmond, Lugnasad – abnehmender Halbmond. Der andere geht davon aus, dass die Feste alle zu Vollmond gefeiert wurden. Wir können es nicht mehr sagen. Ich persönlich begehe die Feste zum Vollmond; für mich ist die Nacht dann mystisch und feierlich, in einer Art, in der ich die Grenze zwischen den Welten kaum noch wahrnehme. Daher sind die Kreuzvierteltage in diesem Buch auch auf die Vollmonde des jeweiligen Monats gelegt. Lasst euch im Umgang mit den Festen von eurem Inneren leiten; feiert so, wie es sich für euch am stimmigsten anfühlt.

Winter

Samhain – Allerheiligen
(1. November, beziehungsweise November-Vollmond)

Bei den Kelten begann nun der Winter. Das Sonnenkind wurde unter die Erde geholt, um dort Kraft für das neue Jahr zu schöpfen. Die Tage werden kürzer, und das Leben in der Natur kommt scheinbar zum Erliegen. Doch damit Mensch und Tier nicht ohne Hoffnung auf die Wiederkehr der Vegetationskraft waren, behielten einige Pflanzen ihr grünes Kleid – die Nadelbäume, die Stechpalme, der Efeu und der Buchs. Diese Pflanzen waren die Vertrauten der Wintergötter.

Heute wird Halloween wieder gefeiert; zwar in einer amerikanisierten Partyform, aber wer weiß, ob es nicht in Vergessenheit geraten wäre, wenn sich die europäischen Siedler nicht so fest an ihre alten Bräuche geklammert hätten, um in der Fremde das Gefühl von Heimat zu spüren. Sie nahmen den Brauch mit. Doch statt der geschnitzten Rüben, die die Geister und Unholde in der Nacht zum Winterbeginn fernhalten sollten, nutzten sie den Kürbis. Und diese Kürbisgesichter gelangten in den letzten zwei Jahrzehnten in die einstige Heimat Europa zurück.

Das christliche Gegenstück zum keltischen Winterbeginn ist Allerheiligen. Auch hier geht es um den Tod. Man gedenkt der Verstorbenen und ehrt sie, indem man ihre Gräber schmückt. Denn ihr dürft nicht vergessen, dass Samhain oder Allerheiligen ein »Kreuzvierteltag« ist, an dem die Grenzen zwischen unserer und der Welt der Geister und Naturwesen sehr durchlässig ist und die Lebenden und die Toten einander näher sind als zu anderen Zeiten.

Der Rübenkopf

In einer Zeit vor unserer Zeit wuchs ein junger Mann bei seiner Großmutter auf. Sie verlebten glückliche Tage, lachten viel, weinten selten. Er bestellte die Felder und versorgte die Tiere, sie erzählte viele Geschichten voller Weisheit und Wissen und konnte wunderbar kochen.

Die Jahre zogen ins Land, und die Großmutter spürte, dass sie bald die große Reise in eine andere Welt antreten würde. Sie hatte keine Angst zu sterben, der Tod erschien ihr nicht grausam, sondern viel mehr als ein nächster Schritt im großen Rad des Lebens. Ihr Leben war ein erfülltes, glückliches Leben gewesen, und so sprach sie an einem lauen Sommerabend zu ihrem Enkel: »Mein gutes Kind, sei nicht traurig, wenn ich sterbe, ein Teil von mir wird immer bei dir sein und dich trösten. Sei nicht ängstlich, alles, was ich dir beibringen konnte, hast du gelernt. Und brauchst du einmal einen Rat, so schicke ich dir Traumbilder, die dir helfen werden.«

Noch am selben Abend schloss die Großmutter für immer ihre Augen und entschlief mit einem glücklichen Lächeln auf dem Gesicht.

Der junge Mann vermisste seine Großmutter schon bald, oft dachte er an die Abende, als sie gemütlich beim prasselnden Feuer gesessen und sie ihm Geschichten erzählt hatte. Er tröstete sich mit dem Gedanken, dass seine Großmutter nun in der Leichtigkeit und dem Licht der anderen Welt wandelte. Um so mehr war er dann erstaunt, als er eines Novembernachts diesen seltsamen Traum hatte. Er träumte von seiner Großmutter. Eigentlich wirkte sie glücklich und zufrieden, doch ihre Augen waren voll Sehnsucht.

»Zum Vollmond im November kommt mein Geist der irdischen Welt so nahe, und ich erinnere mich an den Geschmack von gutem Essen. Nur ein Hauch, eine Idee – wie wäre das schön.« Mit diesen Worten erwachte der junge Mann am nächsten Morgen. Seine Großmutter hatte immer gerne gegessen, das war auch nicht zu übersehen gewesen, doch, dass ihr Geist, getrieben von der Sehnsucht nach gutem Essen, ihm im Traum erschienen war, wunderte den jungen Mann schon ein wenig. Er beschloss, zum nächsten Novembervollmond, wenn der Geist der Großmutter der irdischen Welt wieder nahekam, ihren Wunsch zu erfüllen und ein Schälchen mit Speisen bereitzustellen. Es würde nur ein Hauch, eine Idee sein – aber es wäre schön.

Der Winter hielt Einzug im Land und bedeckte die Welt mit seinem stillen weißen Kleid. Ihm folgte der Frühling mit Vogelgezwitscher und zartem Grün. Der Sommer brachte munteres Treiben und sorgloses Leben. Der Herbst kam mit buntem Laub und reifen Früchten und mit ihm rückte der November näher.

Der junge Mann hatte das Jahr über immer wieder darüber nachgedacht, welche Speisen er dem Geist der Großmutter in der Novembervollmondnacht hinstellen würde. Es sollte zum einen etwas sein, das die Großmutter zu ihren Lebzeiten gerne gegessen hatte, und zum anderen sollte es mehr als nur Essen sein.

Sie hatte ihm früher viel über die Geheimnisse der Natur und von der Bedeutung bestimmter Pflanzen erzählt. So beschloss er zur besagten Nacht, Apfel, Haselnuss und Dicke Bohne in ein Schälchen zu geben.

Der Apfelbaum war ein Tor zur Anderswelt, in der die Elfen und Geister lebten. Die meisten Pflanzen in der Anderswelt waren den sterblichen Menschen unbekannt, doch die Apfelbäume beider Welten waren in Erscheinung und Wesen einander Ebenbild.

Der Apfel sollte für den Geist der Großmutter ein Hauch – eine Idee der irdischen Speisen sein.

»Der Haselstrauch ist eine Pflanze der Fruchtbarkeit und Lebensenergie«, hatte die Großmutter zu ihren Lebzeiten den jungen Mann gelehrt. »Einen Haselstrauch kannst du so viel stutzen, wie du willst, er wird immer wiederkommen. Selbst eine abgeschnittene Rute ist so voller Lebensenergie, dass sie, in die Erde gesteckt, wieder austreiben und zu einem neuen Busch heranwachsen kann. Und nicht zu vergessen: Die Hasel beschützt das Leben der Menschen; nicht nur, weil ihre Früchte so nahrhaft sind und uns reichlich Kraft geben, einen langen Winter zu überstehen, sondern auch, weil sie die Dörfer und Höfe der Menschen mit dem undurchdringlichen Ring ihrer Hecke umgibt. Merk dir das gut, mein Sohn.«

So sollte die Haselnuss für den Geist der Großmutter ein Hauch – eine Idee der irdischen Lebenskraft sein.

Die Bohne stand für die Ewigkeit. Man konnte sie über Jahre hinweg lagern, ohne dass sie ihre Fähigkeit verlor zu keimen, um zu einer neuen Bohnenranke heranzuwachsen. Sie ähnelte einem Embryo, doch ihr Ausreifen bedeutete das Absterben der Bohnenranke. Sie war Beginn und Ende, Bild und Symbol für den ewigen Kreislauf des Lebens.

Die Bohne sollte dem Geist der Großmutter einen Hauch, eine Idee der Ewigkeit schenken; der Ewigkeit, die beide Welten miteinander verband.

Also begab es sich, dass der junge Mann in der Novembervollmondnacht ein Schälchen mit Apfel, Haselnüssen und Bohnen auf das Grab der Großmutter stellte, das im Schatten von zwei großen Eiben lag.

Es war eine typische Novembernacht mit Sturmwolken und Wind. Doch neben den für eine solche Nacht typischen Geräuschen an Hof und Haus, vernahm er noch andere Geräusche: Kichern, Heulen, Klopfen und Klappern. Doch er war zu müde, um der Sache nachzugehen und legte sich schlafen. Auch in dieser Nacht träumte er wieder von seiner Großmutter, und er träumte genau denselben Traum wie im Jahr zuvor. Wieder lag diese Sehnsucht in ihren Augen, und sie sprach: »Zum Vollmond im November kommt mein Geist der irdischen Welt so nahe, und ich erinnere mich an den Geschmack von gutem Essen. Nur ein Hauch, eine Idee – wie wäre das schön.«

Der junge Mann wusste nicht, was er falsch gemacht hatte, hatte er doch dem Geist der Großmutter besondere Speisen bereitgestellt, die auch am Morgen nicht mehr auf dem Tellerchen lagen. Aber wer außer seiner Großmutter konnte sie genommen haben? Er überlegte lange und suchte schließlich Rat bei der Weisen Frau des Dorfes.

»Bei der Wahl der Speisen hast du gut und weise entschieden. Doch nun erzähle mir genau von der Nacht. Ist dir irgendetwas komisch vorgekommen?« Der junge Mann erzählte der Alten von dem ungewöhnlichen Kichern, Heulen, Klopfen und Klappern, das er vor dem Schlafengehen gehört hatte.

»Aha, ich glaube hier liegen die Ursache und die Lösung des Problems. Von solchen Leckereien, wie du sie für den Geist deiner Großmutter bereitgestellt hast, werden zuweilen auch andere Wesen angezogen. Du musst bedenken, es war die Vollmondnacht im November, wenn die Grenzen zwischen unserer und der anderen Welt schwinden.«

»Aber was sind das für andere Wesen?« wollte der junge Mann wissen.

»Nun schwer zu sagen, wer sie genau sind. Meist aber sind es Unholde, freche Elfen und ruhelose Geister, die in dieser Nacht ihren Schabernack treiben. Und es kann gut sein, dass sie sich an den Speisen bedient haben, bevor es der Geist deiner Großmutter tun konnte.

Wenn du diese Wesen mit Apfel, Nuss und Bohne angelockt hast, musst du dir etwas überlegen, womit du sie auch vertreiben kannst, etwas das sie abschreckt.«

Der junge Mann dankte für den Rat und das Wissen der Alten und machte sich auf den Heimweg.

Er dachte lange nach, fast ein ganzes Jahr. Sah den Winter, den Frühling und den Sommer an sich vorbeiziehen.

Und dann, eines Herbsttages, kam ihm eine Idee. Er war gerade auf dem Feld, um die großen Rüben zu ernten, als ihm auffiel was für lustige »Köpfe« er da aus der Erde herausholte. Eine von ihnen hatte sogar eine kleine Auswölbung, die aussah wie eine Nase. Er malte sich aus, wie abschreckend die lustigen »Köpfe« aussehen könnten, wenn er gruselige Grimassen hineinschnitzen würde. Würde das die ungebetenen Besucher in der Novembervollmondnacht vertreiben? Einen Versuch war es wert. Am Vorabend dieser Nacht bereitete der junge Mann wieder ein Schälchen mit Apfel, Nuss und Dicken Bohnen vor, plazierte es auf dem Grab seiner Großmutter zwischen den beiden alten Eiben und stellte den Rübenkopfwächter dazu. Aus dem lustigen »Kopf« war

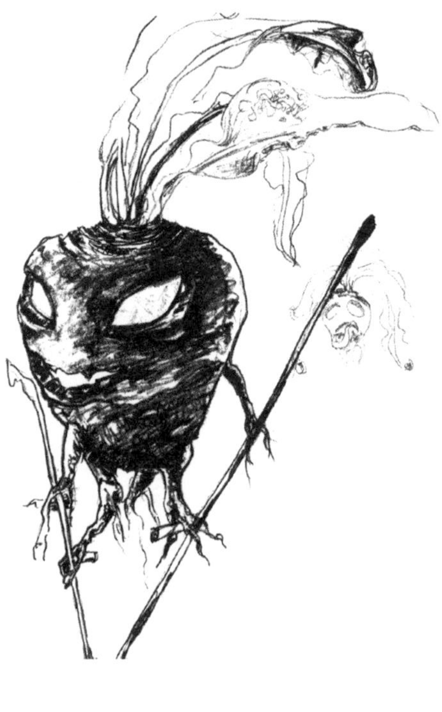

ein gruseliges Grimassengesicht geworden, vor dem sich sogar der junge Mann fürchtete. Nun aber hatte er Bedenken, dass es dem Geist der Großmutter ganz ähnlich ergehen könnte und er sich aus Angst fernhalten würde. Deshalb gab er dem Rübenkopf die Anweisung, ihren Geist freundlich zu begrüßen und nur die Unholde, die frechen Elfen und ruhelosen Geister zu erschrecken.

Der junge Mann war sich nicht sicher, ob die Rübe seine Anweisungen verstanden hatte, doch er erinnerte sich an die Worte seiner Großmutter: »Das, was dir manchmal als unbelebte Natur erscheint, ist in Wirklichkeit voller Lebendigkeit. Pflanzen, Steine, sogar der Wind verstehen dich, sie haben Gefühle und Wissen ganz eigener Art.«

Er vertraute ihren Worten und vertraute dem Rübenkopf.

Lange in die Nacht hinein hatte der junge Mann gewacht. Weder Kichern noch Heulen, Klopfen oder Klappern war zu hören. Als er schließlich in den Schlaf fiel, träumte er von seiner Großmutter. Diesmal lag keine Sehnsucht in ihren Augen. Sie war vollkommen glücklich und zufrieden.

»Danke, mein gutes Kind. Nur ein Hauch, eine Idee, das war wunderschön.« So lauteten ihre Worte im Traum. Die Rübe hatte die Unholde, die frechen Elfen und ruhelosen Geister ferngehalten und den Geist der Großmutter willkommen geheißen.

Und so kam es, dass bald viele Menschen im Land dem Beispiel des jungen Mannes folgten und in der Vollmondnacht des Novembers, wenn sich die Grenzen zwischen den Welten lichten, einen Rübenkopf vors Haus stellten. Einen Rübenkopf mit einer gruseligen Grimasse, um die unerwünschten Gäste aus den anderen Welten fernzuhalten.

Gruselige Rübenköpfe

Es war lange Zeit schwer, Kohlrüben (*Brassica napus*) – wahlweise auch Zucker- oder Futterrüben – zu bekommen. Zum Glück hat sich dies geändert, und sie sind wieder in Bioläden oder bei manchen Bauern erhältlich. Es ist nur etwas mühsamer, da die Rübe zunächst ausgehöhlt werden muss. Das wird am besten mit einem Messer, mit dem ihr »spiralförmig« schneidet und schabt, bewerkstelligt. Phasenweise ist ein großer Löffel oder ein Stecheisen von Nutzen.

Das herausgeschabte Fleisch könnt ihr waschen und anschließend für den »Rübentopf« nutzen.

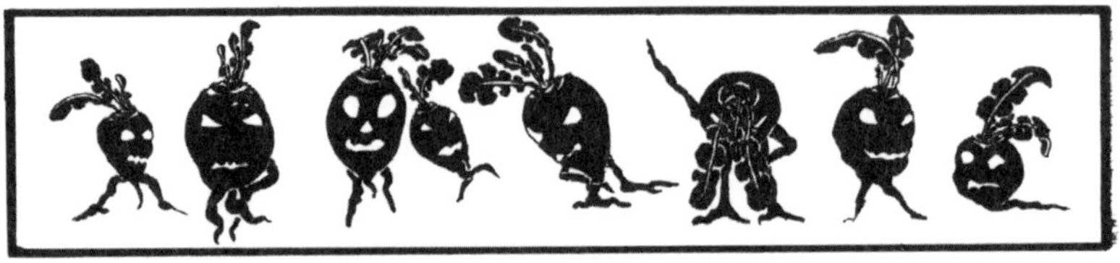

Rübeneintopf

Diverses Wurzelgemüse wie Kohlrübe, Karotte, Petersilienwurzel, Sellerie mit etwas Brühe zu einem Eintopf kochen.

Ein Rezept für 4 Personen:

Zutaten: »Rübeninhalt« einer mittleren Rübe, 1/4 Sellerie, 3-4 Karotten, 1 mittelgroße Pastinake, 1 mittelgroße Petersilienwurzel, 1/4 Lauch

- Gemüse kleinschneiden und in einen Topf geben, etwa 3-4 cm hoch mit Wasser bedecken
- Gemüse gut durchkochen und je nach Geschmack Brühpulver hinzugeben

Gruselrübenkekse

Aus einem Mürbeteig Plätzchen in Form von Rübenköpfen backen. Für eine Aktion im Kindergarten können die Kinder entweder das Gesicht mit Lebensmittelfarben oder Beerenzuckerguß (Heidelbeer-, Brombeer-, Holunderbeerensaft) aufmalen oder mit eurer Hilfe aus dem Teig herausschneiden (dazu sollten die Kekse aber eine gewisse Größe haben.)

Teig für 1-2 Bleche Kekse: 230g Butter, 250g Zucker, 2 Eier, 500g Mehl

»Grün sammeln«

Um sich zu vergegenwärtigen, wie viel »Grün« auch im Winter für uns da ist und um ein wenig »Botanikstudium« zu betreiben, könnt ihr durch den Wald und eure Umgebung ziehen, um das »Grün« zu sammeln, oder von den Kindergartenkindern von zu Hause mitbringen lassen (im Fall von Stechpalme und Buchs). Es ist eine kleine Bewusstseinsübung mit dem »Nebeneffekt«, dass ihr euren Lebensraum oder Bauwagenplatz mit dem Grün des Winters schmückt und gewiss nie daran zweifelt, dass das Leben in der Natur wiederkehren wird...

St. Martins Fest (11. November)

Wir kennen alle die Geschichte von Sankt Martin, auch dass es die Gänse waren, die ihn verraten haben. Betrachtet man aus volkskundlicher Sicht die Figur des Heiligen, so erkennt man ganz klare Züge des keltischen Wintergottes. Beide sind zunächst Mörder, Sankt Martin war ein Krieger. Samhain lässt das Leben in der Natur sterben. Dann, nach dem Erlebnis mit dem Bettler und der Engelerscheinung, wandelt sich Sankt Martin zu dem helfenden, lebensbewahrenden Heiligen. Auch Samhain wandelt sich und schenkt nach der Sonnwende dem Sonnenkind neues Leben und hütet die schlafenden Samen unter der Erde, damit sie voller Kraft am kommenden Jahreskreis teilhaben können. Nun zur Gans: Sie war für die Kelten von besonderer Bedeutung. Sie war es, die im Herbst die Vegetationskraft mit sich nahm und im Frühling bei ihrer Rückkehr zurückbrachte. Die Gans war Symbol für den Seelenflug, für tiefe seelische Erkenntnisse, eine »Schwellenhüterin«, die zwischen den Welten reisen konnte. So ist es nicht verwunderlich, dass es gerade die Gänse waren, die Sankt Martin verraten haben, damit er das ihm »zugeteilte« Amt des heiligen Bischofs übernahm. Die Pflanze, die wie kaum eine andere mit der Gans verbunden ist, ist der Beifuß, mit dem man in der Regel auch die Martinsgans würzt (obwohl es zur Förderung der Fettverdauung auch andere schmackhafte Kräuter gäbe).

Wie im folgenden Portrait näher erläutert, gehört der Beifuß zu den großen Ritualpflanzen. Es bieten sich viele Gelegenheiten, ihn zu räuchern, etwa zur Unterstützung innerer Wandlungsprozesse, wie sie Sankt Martin erfahren hat und für die die Gans Pate steht.

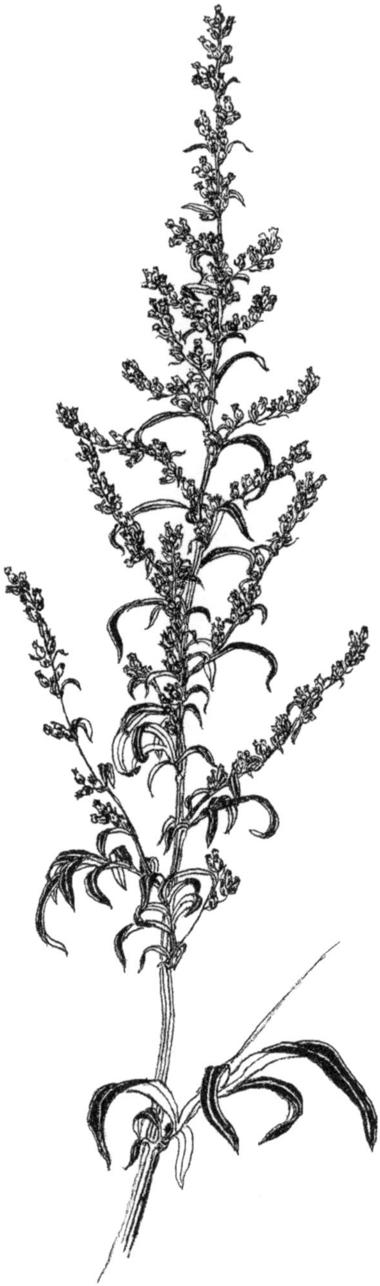

Der Beifuß (*Artemisia vulgaris*)

Der Beifuß ist eine 100-150 cm hohe Staude, die zur Familie der Korbblütler gehört. Sein Stengel ist dunkel- bis braunrot, recht fest und bildet viele Seitenäste. Die Blätter sind einfach oder doppelt gefiedert, laufen spitz zu. Oben haben sie ein Dunkelgrün, das in einem schönen Kontrast zu ihrer silbrig weißfilzigen Unterseite steht. Die eiförmigen Blüten, die sich zwischen Juli und September (je nach Standort) entfalten, sind sehr klein und unscheinbar, graufilzig mit gelber bis rotbrauner Krone. Der Beifuß wächst gerne an Wegrändern, in Steinbrüchen und Böschungen.

Neben den deutlich zu schmeckenden Bitterstoffen, enthält er ätherische Öle, Gerbstoffe und Flavonoide. Am besten wird das gesamte Kraut vor oder während der Blüte gesammelt. Das Sammeln kann aber auch ohne große inhaltsstoffliche Einbußen bis in den Oktober ausgedehnt werden.

Beifuß-Tee

Infus aus 1-2 EL Kraut auf 1/2 Liter, 2-3 Mal täglich eine Tasse
(Als Kur 6 Wochen am Stück, anschließend 1-2 Wochen Pause und erneut beginnen)

- Regt Appetit und Galle an
- Wirkt entkrampfend auf den Unterleib und das Verdauungssystem
- Fördert die Durchblutung
- Ist schweiß- und harntreibend (starke Entgiftungswirkung auf den Körper, siehe S. 90)
- Kann Steine in Blase, Niere und Galle auflösen
- Fördert die Östrogenbildung, regt in der Hypophyse zur Hormonbildung an, diese gibt das Signal weiter an die Eierstöcke. So hilft er bei Fruchtbarkeitsstörungen, Schmerzen und Problemen bei der Periode, Fettsucht aufgrund eines gestörten Hormonhaushalts und bei ausbleibender Regelblutung aufgrund von langer Pilleneinnahme.
- Er ist wehenfördernd, darf daher nicht während der Schwangerschaft eingesetzt werden. Zur Geburtsvorbereitung wurde er allerdings vielen Ortes auf der Nordhalbkugel in unterschiedlicher Weise genutzt: als Tee, als Dampf oder Räucherung.

Fußbad

Infus aus etwa 5 EL Kraut auf 1 Liter Wasser dem Fußbad hinzufügen

- Bei chronisch kalten Füßen und Händen

Ölauszug

Siehe Seite 139

- Hilft bei Regelschmerzen, Koliken und Schmerzen im Verdauungssystem
- Wirkt entblähend, entkrampfend
- Erwärmt den gesamten Körper auf wohltuende Weise
- Beschleunigt die Heilung von Verletzungen am Bewegungsapparat

Kräuterkissen

Siehe Seite 140

- Am Kopfende liegend, beschert es einen ruhigen Schlaf.

Frische Blätter

- Gegen müde Füße bei Wanderungen in den Schuh legen
- Gegen Mücken mit ihnen einreiben

Über den Beifuß

Der Beifuß ist eine Pflanze, die mit all ihren Geschichten und Bräuchen ein dickes Buch füllen könnte. Und es wären nicht nur Geschichten aus Europa, sondern von der gesamten Nordhalbkugel, von Nordamerika über Europa, den Himalaya, China bis nach Japan. Geschichten, die im Kern das gleiche aussagen: der Beifuß als Führer in die Anderswelt, zum Etablieren eines sakralen Raums, als Schutz vor negativen Energien und zur Reinigung.

In unseren Breiten wurde der Beifuß stark mit der Gans assoziiert, ein Tier, das den Jahreskreislauf maßgeblich mitbestimmt (im Englischen wird Frau Holle – eine im Märchen überlebte Vegetationsgöttin – »mother goose«, *Mutter Gans* genannt). Den heidnischen Glaubensvorstellungen zufolge, nahm die Gans im Herbst die Vegetationskraft mit sich in die Anderswelt, um sie gestärkt im Frühling wiederzubringen.

Der Beifuß spielte auch in den Sommer-Sonnwendbräuchen eine wichtige Rolle:

- Um die eigene Fruchtbarkeit, Gesundheit und auch die seiner Tiere und Feldfrüchte zu sichern und zu stärken, sprang man mit einem Beifußgürtel um die Lenden gebunden über das Sonnwendfeuer.
- Mit seinen Stengeln betrieb man »Heiratsorakel«.
- Körperliche Gebrechen konnten über einen getragenen Beifußgürtel an das Sonnwendfeuer »abgegeben« werden.
- Der Sage nach trug der germanische Donner- und Fruchtbarkeitsgott Thor einen Gürtel aus Beifuß, um seine Kraft zu verdoppeln. Es war ein Geschenk der wohlgesonnen Riesen Gridr, das allerdings zu jeder Sommersonnwende erneuert werden musste.

Unsere »Machtwurz«, einer der vielen Namen des Beifuß, wurde das erste Mal schriftlich im »Neunkräutersegen« genannt, einem im 11. Jahrhundert niedergeschriebenen »Zaubervers«, der in seiner Ausführung ein schönes Beispiel für einen christlich-keltisch-germanischen Synkretismus liefert. Hier wird unser Pflänzchen an erster Stelle genannt, als »Una«, als älteste aller Kräuter mit der »Macht gegen 3 und 30 (...) gegen Gifte und Ansteckung, du hast Macht gegen das Übel, das über das Land dahinfährt«. Dass der kultische Gebrauch unseres Pflänzchens noch sehr viel weiter in die Vergangenheit reicht, belegen Funde aus 60.000 Jahre alten Neanderthalergräbern, in denen man die Toten auf Beifuß gebettet hatte.

An dieser Stelle darf die »Botanische Namenspatronin« nicht unerwähnt bleiben: Artemis, die wilde Jägerin der griechischen Mythologie, Herrin der Tiere, der ungebändigten Natur und Schutzpatronin der Gebärenden.

Beifuß-Räucherbuschen

Dazu etwa 20 cm lange getrocknete Beifußästchen zu einem Bündel (Durchmesser mindestens 2 cm, höchstens 4 cm) zusammenlegen und mit einem reißfesten, nicht synthetischen Garn fest umwickeln, dabei alle 5 cm einen

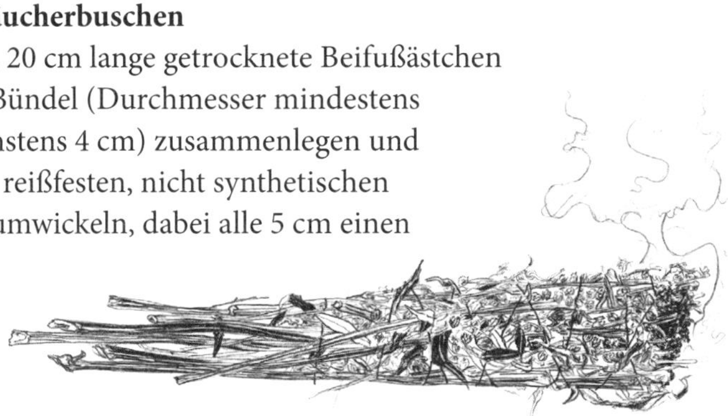

Knoten machen. Mit eurer Hilfe schaffen das auch die Kindergartenkinder (ging immer ganz gut). Beim Anzünden erstmal etwas länger an die Flamme halten und dann pusten, damit sich die Glut gut entwickeln kann. Wollt ihr den Buschen ausmachen, ehe er abgebrannt ist, steckt ihn kopfüber in Sand oder Erde, schaut genau hin, denn oft versteckt sich noch etwas Glut in ihm.

Die Adventszeit

Nadelkränze

Wie bereits erzählt, stehen die immergrünen Pflanzen für das immerwährende Leben, das selbst der Winter nicht zum Erliegen bringt. Neben Nadelbaumzweigen könnt ihr mit Efeu, Buchs, Stechpalme und Ästen mit schwarzen Liguster- oder Schlehenbeeren den Kranz des Advents schmücken. Der Kreis, dargestellt im Kranz, ist ein »Ursymbol« sehr vieler Kulturen, das unter anderem für die nie endende Vegetationskraft steht. Der Kreis ist ein Tor zur Welt des Göttlichen, Symbol für den Übergang und gleichzeitig Erhalt der Dauerhaftigkeit.

Einen Adventskranz könnt ihr ganz nach Laune basteln, mit einem (fertigen) Strohkranz, mit Draht oder Garn.

»Paradeiserl« – die Apfelpyramide

Bei diesem Brauch, der sich vor allem in Bayern lange erhalten hat, lässt sich, wie auch bei Nikolaus (und wie bei der klassischen Weihnachtsbaumdekoration) die Dankbarkeit und Fürbitte gegenüber dem Apfel als Symbol der Fruchtbarkeit erkennen.

Man stellt dabei mit Hilfe von vier Äpfeln und sechs etwa 20-25 cm langen, 1 cm dicken, gerade gewachsenen Ästen (meist aus der Hasel – siehe S. 159) eine Pyramide her. Die Äste werden an den Enden zugespitzt und anschließend in die Äpfel gesteckt. Mit etwas Unterstützung schaffen es auch dreijährige Kindergartenkinder. Auf die drei waagerechten Äste und den oberen Apfel setzt man je eine Kerze, die dann ähnlich dem Adventkranz nach und nach angezündet werden.

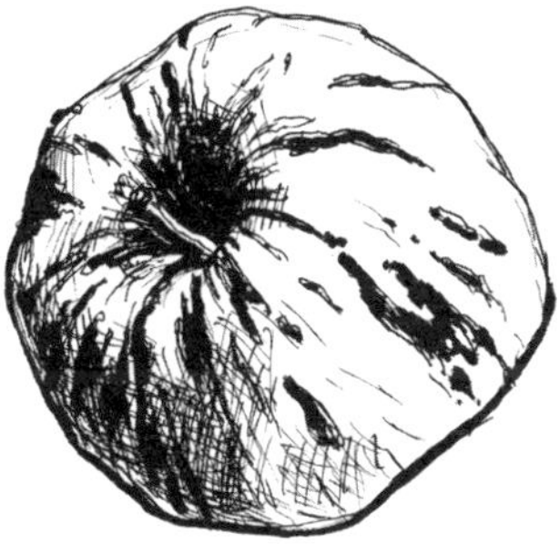

Für das Paradeiserl eignen sich meiner Erfahrung nach am besten der Boskop oder andere klassische Lagerapfelsorten.

Der Holzapfel (*Malus sylvestris*)

Der Holzapfel, der gerne an Waldrändern, Böschungen oder auch mal in Laubmischwäldern steht, ist ein 5-10 m hoher Baum aus der Familie der Rosengewächse. Seine Rinde ist braun-grau mit dünnen sich abblätternden Schuppen, die Blätter sind eiförmig, am Rand gesägt, an der Unterseite weißfilzig und mit einem kurzen Stiel. Von Mai bis Juni trägt er weiße bis rötliche Blüten mit gelbem Staubbeutel, die sich im Oktober zu 3-5 cm großen Früchten entwickelt haben.

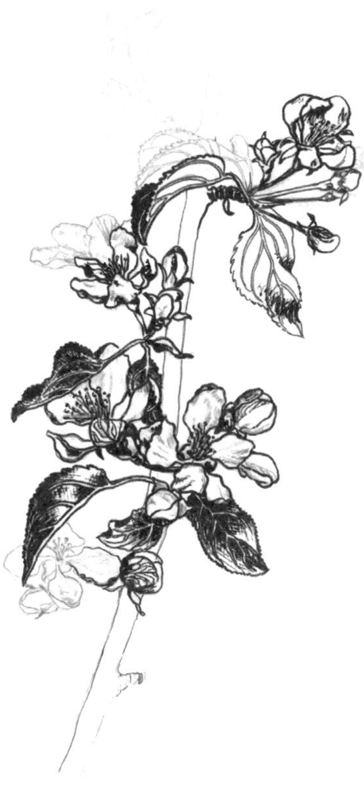

Beim Holzapfel, ebenso beim Kulturapfel, nutzt man innerhalb der Heilkunde vor allem die Früchte und die Blüten, weniger Rinde und Blätter, obwohl diese durch ihren hohen Gerbstoffgehalt ein probates Wundheilmittel darstellen.

Die Früchte, die von ihrem Wirkstoffspektrum bisher am besten durchleuchtet wurden, enthalten Quercetin, eines der stärksten Antioxidantien unter den Flavonoiden, Gerbstoffe, Mineralien, Eisen, Vitamin C und Pektin (Holzapfel mehr als Kulturapfel). Ihr könnt sie ab Oktober bis in den Dezember hinein ernten.

Die im folgenden aufgeführten Rezepte gelten auch für den Kulturapfel.

Früchtetee

Infus aus 3-4 EL kleingeschnittenem Apfel auf 1/2 Liter Wasser, vor dem Trinken abkühlen lassen, 2-3 Tassen täglich

- Fiebrige Erkältungen, Grippe
- Rheuma und Gichtschmerzen (akut)
- Koliken

Schalentee

Infus aus 1-2 EL getrockneten oder 2-4 EL frischen Schalen auf 1/2 Liter Wasser, 2-3 Tassen täglich

- Ausleitend, harntreibend (bei Harnwegsentzündungen werden vor allem saure Äpfel empfohlen)
- Gicht, Rheuma
- Abwehrsteigernd
- Fiebersenkend
- Nervenstärkend, -beruhigend

Apfel essen

- Geriebener Apfel bei Magen-Darmentzündungen und Durchfall, bei starkem Durchfall 1-3 Tage alle 2-4 Stunden ein Schälchen
- Gebraten oder gebacken: Migräne, Müdigkeit
- In allen Varianten: Aufbaukost bei Anämie und Schwäche
- Senkt den Cholesterinspiegel und die Thrombosegefahr

Über den Apfel

Wenn man über den Apfel erzählt, bedarf es zuvor ein wenig Naturkunde. Unsere Tafelobst-Äpfel, die in Obstgärten wachsen und in den Läden zu kaufen sind, sind keine Züchtungen aus unserem heimischen Wildapfel (*Malus sylvestris*). Ihr »Stammbaum« führt uns ins Tien Chan-Gebirge nach Kasachstan und China zum *Malus sieversii*, einer sehr variantenreichen, wohlschmeckenden Wildapfelart. Von dort ist er vor etwa 5.000 Jahren über Vorläufer der Seidenstraße zu den Sumerern gelangt und dann weiter nach Griechenland und Rom, bis er schließlich Mitteleuropa erreichte. Um die Zeitenwende kannten die Römer bereits um die dreißig verschiedene Sorten-Züchtungen.

Der Apfel spielte in vielen Kulturen eine große Rolle und trug manche Symbolik in sich. In dem keltischen und germanischen Kulturraum bezogen sich die Mythen, Bräuche und Geschichten auf unseren heimischen Wildapfel (Malus sylvestris). Ob es ein Wildapfel oder bereits ein Kulturapfel war, den die sumerische Kriegs- und Fruchtbarkeitsgöttin Ishtar in der Hand hielt, lässt sich kaum rekonstruieren. Ähnliches gilt für die Äpfel der Hesperiden bei den Griechen, wobei Fachkreise hinter diesen Äpfeln eigentlich Quitten vermuten.

In allen Kulturen findet sich eine ähnliche Symbolik im Apfel: Fruchtbarkeit, Übergänge, Unsterblichkeit.

So schenkten die Äpfel der germanischen Iduna den Göttern von Asgard ewige Jugend.* Apfelgeschenke, sei es die Frucht oder ein Zweig, führten irische Herrscher und Helden in die Anderswelt, die Welt der Geister, Naturwesen und der ewigen Jugend. Seine Rolle als Initiator und Stellvertreter von Übergängen spiegeln sich in Märchen wie die von Frau Holle oder der weißen Schlange und in Sagen wie um Atalanta und Herakles wider. Auch das weihnachtliche Brauchtum – Äpfel an den Christbaum zu hängen, Paradeiserl und dergleichen – spricht von Übergängen, von der Erneuerung der Sonnen- und Vegetationskraft, vom Übergang zurück ins Leben. Ähnlich wird der Brauch um den Apfel in Spanferkels Mund gedeutet: eine Bitte, dass das Tier zurückkehrt. Der Apfel stellte aber auch den Scheidepunkt in eine weniger segensreiche Epoche dar, denkt man an den Apfel der Erkenntnis,** der uns Menschen nach christlicher Auffassung aus dem Paradies trieb, oder den Zankapfel des Paris, der den Trojanischen Krieg provozierte.

Neben Sagen, Mythen und Märchen war der Apfel im alltäglichen Brauchtum ebenfalls von Bedeutung, und es gab unzählige Riten, um sich Krankheiten zu entledigen, Fruchtbarkeit für Feld und Tier zu erbitten und Liebeszauber durchzuführen. Unter all den Ritualen und Zaubereien, gefällt mir

* Der Baum, von dem sie stammen war ein Geschenk der Ersten, der Urmutter Gaia – »Mutter Erde« – an ihre Enkel Zeus und Hera.

** Wobei in der Bibel gar nicht gesagt wird, dass die Frucht vom Baum der Erkenntnis ein Apfel gewesen sei. Die Interpretation der biblischen Frucht wird auf den theologischen Dichter Cyprianus Gallus zurückgeführt, der 425 einen Bibelepos veröffentlichte. Neben seiner Schreibtätigkeit züchtete er passioniert Äpfel.

ein Weihnachtsbrauch besonders, er besagt, dass man in der Weihnachtsnacht durch die Krone eines Apfelbaumes ins Himmelreich schauen kann.

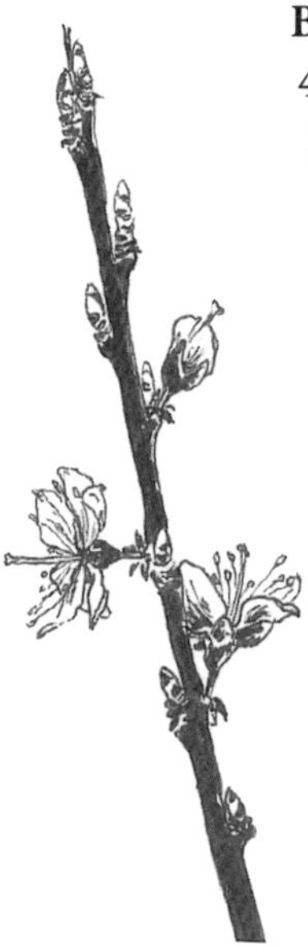

Barbarazweig: »Blüten der Unschuld zu Weihnachten« – 4. Dezember

Der Barbarazweig ist ein sehr schöner und noch gut bekannter Brauch. Man schneidet von einem Baum aus der Familie der Rosengewächse, sprich von einer Kirsche, Zwetschge, Schlehe, einem Apfel oder vom Weißdorn am 4. Dezember einen Zweig, stellt ihn im Haus ins Wasser und kann sich zum Weihnachtsfest an seiner weißen Blütenpracht erfreuen. Weiß ist nach wie vor die Farbe der Unschuld, das neugeborene Christuskind schenkt uns die reine unschuldige und bedingungslose Liebe, so wie es einst das neugeborene Sonnenkind tat.

Neben der durch weiße Blüten symbolisierten »Unschuld« standen besagte Bäume auch für »Fruchtbarkeit«, die man sich auf diesem Weg für das kommende Jahr erbat.

Nikolaus und die Haselrute – 6. Dezember

Auch dieser Heilige hat seine keltischen Züge nicht verloren, das heißt, Nikolaus in Kombination mit Knecht Ruprecht. Nikolaus trägt mehr die gütigen Züge des Wintergottes, Knecht Ruprecht packt die Kinder in den Sack – in die Dunkelheit – oder haut sie mit der Haselrute. Doch das sind eigentlich keine Schläge der Strafe, sondern waren vielmehr Schläge für das Leben. Die Ruten der Hasel sind neben denen verschiedener anderer Gehölze, wie der Birke oder der Eberesche, sogenannte Quickruten (quick = lebendig). An verschiedenen Festen wurden damit Tiere und auch Bäume geschlagen, damit sie fruchtbar, gesund und langlebig wurden, so auch die Kinder zum Nikolaustag.

In den Fußstapfen Knecht Ruprechts kann man am Nikolaustag dieses Quickrutenritual durchführen und damit den Segen für das »innere Gedeihen« und die körperliche Gesundheit sprechen; oder als

Aktion im Kindergarten, falls vorhanden, Obstbäume und Sträucher mit ein paar sanften Rutenschlägen erquicken.

Lucia – 13. Dezember

Dieser einstige Festtag ist bei uns so gut wie vergessen. Im christlichen Kalenderjahr wird hier die heilige Lucia aus Syrakus (4. Jahrhundert) geehrt. In alten Bräuchen zieht in der Nacht des 13. Dezember ein zwiespältiges weibliches Wesen durch die Dörfer, ein lebensraubendes und schenkendes.

Der 13. Dezember war lange Zeit der Tag der Wintersonnwende. Durch die Kalenderreform 1582 wurde der julianische vom gregorianischen abgelöst und das Datum der Sonnwende verschob sich auf den 21. Dezember. Das Attribut des Lichtbringers, das auch Jesus in sich trägt, wurde früher der Lucia beziehungsweise ihrem heidnischen Pendant zugeschrieben.

Der Brauch, mit einem Kerzenkranz durchs Dorf zu ziehen, existiert vor allem noch in Schweden, obwohl er dort in dieser Form erst sehr spät, im 19. Jahrhundert, wahrscheinlich von Deutschland her eingeführt wurde.

Ein schöner überlieferter Brauch aus Bayern für diesen Tag bestand darin, in eine Schale feuchter Erde einige Getreidekörner zu legen. Die Schale bewahrte man in der warmen Stube auf und am Weihnachtstag hatten die Körner grüne Triebe entwickelt.

Wintersonnwende – Weihnachten
(21./24. Dezember)

Nun ist der dunkelste Tag im Jahr erreicht. Für die Kelten war dies der Höhepunkt der »Regentschaft« der Wintergötter. Das Sonnenkind wurde durch Morrigan neu geboren, auf dass es Mensch und Tier und Pflanzen im kommenden Jahr Wärme und Licht schenken solle.

Äpfel und Pilze essen

Am Heiligen Abend gab es zwei schöne Pflanzenbräuche, die ich hier gerne erwähnen möchte.

Von den Äpfeln, die man an diesem Tag aß, sollte man die Kerne aufbewahren. Setzte man sie in die Erde, so würden daraus Bäume mit den schmackhaftesten Äpfeln wachsen, ohne dass man diese, wie üblich, veredeln müsste.

Das Verzehren von Pilzen bewirkte, dass einem im kommenden Jahr seine Kleider besonders gut standen. Dies hört sich zunächst höchst kurios an. Nun waren die Pilze aber aufgrund ihrer oft phallischen Form und ihrem plötzlichen, teilweise gehäuften Auftreten ein Fruchtbarkeitssymbol. Wenn einem die Kleider gut stehen, so verspricht das ein begehrenswertes Aussehen, und die Assoziation zur Fruchtbarkeitsthematik wirkt einleuchtend.

Die Schau der alten Götter

In einer Zeit vor unserer wachten die Wintergötter Morrigan und Samhain über die schlafende Natur, hüteten das Sonnenkind in ihren Gemächern tief unten im Atav-glas-sklerjan, bis Morrigan es zur Wintersonnwende neu zur Welt brachte. Voll neuer Kraft war es dann, und würde diese im kommenden Jahr allen lebenden Wesen auf Erden schenken.

Morrigan und Samhain hüteten auch die Träume und konnten mehr als die anderen Götter durch den Nebel der Zeit blicken und manches erkennen, was sich noch ereignen würde.

Am Tag vor der Sonnwende war Vollmond, dessen Licht selbst die Götter verzaubert; klar und hell war es und ließ weit blicken.

Morrigan sah zum Mond, dann in die Ferne und sprach:

»Ein Himmelsgestirn wird die Geburt eines neuen Lichtes ankündigen. Es wird nicht der Mond sein, der mit seinem wandelhaften Wesen den Rhythmus der Natur spiegelt. Es wird ein Stern mit lichtem Schweif sein. Ein menschgewordener Gott wird geboren von einer liebenden Mutter. Ich sehe auch, dass Mutter und Vater reisen müssen, aber das Land, durch das sie ziehen, ist wüst, nicht so freundlich wie hier, wenig Grün, kaum Jahreszeitenspiel. Oft klopfen sie an Türen und fragen nach Herberge. Doch nur in einem Stall werden sie willkommen sein. Das Kind wird dort geboren und lässt den Stall zu einem Palast erstrahlen,

Ochs und Esel sind die Herolde. Bald gesellen sich auch weise Hirten dazu. Sie erkennen ihn gleich. Ein neuer Gott ist erschienen. Er wird die Menschenkinder lieben, und die Liebe seines Wesens wird strahlen wie die Sonne und wie sie die Herzen wärmen – sie sind ja auch am gleichen Tag geboren, das Sonnenkind und der neue Gott.

Ich hoffe, die Menschen werden seine Worte verstehen, denn es werden Worte des Friedens und der Liebe sein.

Für uns wird es ein Abschied im Bewusstsein der Menschenkinder werden – langsam, aber stetig, und irgendwann werden wir nur noch Teil von Märchen sein. Du, Samhain, und ich, Morrigan, Brigit und der Bär, Belenos und Belisama, Lugus und Anona.«

Die Zeit zwischen den Jahren – die Rauhnächte (25.12.-6.1)

Den Rauhnächten möchte ich an dieser Stelle etwas mehr Platz einräumen, da ich den Eindruck habe, dass sie in unserer schnelllebigen und profaner werdenden Welt an Interesse und Bedeutung gewinnen. Der Mensch sehnt sich nach Stille, Einkehr, Verbindungen zu etwas Größerem, sei es ein Gott oder die Natur. Die Zeit zwischen den Jahren kann uns all dies schenken; die Möglichkeit geben, das Vergangene, das alte Jahr zu reflektieren und das Neue mit guten Vorsätzen willkommen zu heißen.

Die Rauhnächte umfassen 12 Nächte und 11 Tage, in den meisten Regionen im Anschluss an das Weihnachtsfest. Sie enden mit Epiphanias, dem Dreikönigstag.*

Dieser Zeitraum wird durch die Differenz des Mond- zum Sonnenjahr definiert, das heißt, wenn der Mond 12 Zyklen durchlaufen hat und die Sonne 12 Monate, dann »fehlen« 12 Nächte und 11 Tage. Diese Beobachtung bewegte unsere Vorfahren dazu, Mythen zu spinnen

* In Bayern begannen sie früher einmal am 20.12., dem »Thomastag«; in Schlesien und Böhmen mit Lucia (13.12.) – dies kann man gewiss auf die Kalenderreform im 16. Jahrhundert – siehe Lucia – zurückführen.

und Bräuche zu etablieren. Die »fehlenden« Nächte wurden der dunkelsten und damit der mystischsten Zeit im Jahr zugeschrieben.

Wie auch an anderen alten Festtagen glaubte man, dass in den Rauhnächten die Grenze zwischen den Welten sehr durchlässig sei – eine heikle Zeit, um nicht den Zorn der Geisterwelt auf sich zu ziehen, sondern vielmehr ihren Segen für das kommende Jahr zu erhalten.

Beim Ursprung des Namens »Rauh-« sind sich die Gelehrten nicht ganz einig. Zum einen ist »rauh« ein alter Begriff für »haarig«, »bepelzt«, andere vermuten dahinter den Wortstamm für »Rauch«. »Bepelzt« gibt allerdings einen recht eindeutigen Hinweis auf die »Wilde Jagd«. »Der Wilde Jäger«, von Gestalt haarig mit Wolfspelz bekleidet, führt während der Rauhnächte das Geisterheer an. Er symbolisiert die unbändige Natur mit all ihrer zerstörerischen, aber auch fruchtbarkeitsbringenden Kraft – ungestüm, unberechenbar und wild. Man nimmt an, dass der »Wilde Jäger« der spärliche Überrest des einstigen germanischen Göttervaters Odin/Wotan ist.

Auch andere Kulturen kennen »wilde Jäger« beziehungsweise Jägerinnen. Die griechische Artemis wird als solche bezeichnet, auch sie trägt die Attribute der unzähmbaren wilden Natur, ist aber gleichzeitig auch fruchtbarkeitsbringend und die Schutzpatronin der Gebärenden.

Das Thema Rauhnächte füllt zu Recht Bücher, denn es gab kaum eine Zeit, in der es so viele Tabus und Regeln gab, meist drehten sich die Rituale um Ernte, Schutz vor Unwetter, Feuer, Überschwemmungen und Krankheiten, Fruchtbarkeit der Tiere und der eigenen Familie – in früheren Zeiten waren dies die wichtigsten Dinge im Leben.

Bei der Summe an Regeln (hier ist nur ein kleiner Bruchteil aufgeführt), die sich zwar regional unterschieden und teilweise auch widersprachen, lässt sich recht gut ein Muster erkennen.

Stille

Die Rauhnächte sollten eine Zeit der Stille sein, der Einkehr und Ruhe. Eigentlich war jede Art von Arbeit tabu, ein paar Ausnahmen gab es immer. In Bezug auf das »Arbeiten« waren vor allem »drehende«

Arbeiten, wie spinnen,* Wagenfahren, Drechseln und dergleichen verboten, denn der immerwährende Kreislauf der Natur stand ja ebenfalls still.

Man durfte auch nicht waschen und nicht kehren, es galt sogar, den alten Besen zu Beginn der Rauhnächte zu verbrennen. Auch durfte man keine Wäsche aufhängen, denn darin könnte sich die »Wilde Jagd« verfangen und würde im kommenden Jahr die Hausfrau ins Geisterreich entführen oder etwas milder: Es würde Wäsche kaputtgehen oder Krankheiten verbreiten.

Ordnung

In gewisser Weise gehört zur Stille und zur Ruhe auch die Ordnung. Ungeordnete Gedanken verhindern die innere Ruhe. Doch wenn man die Ordnung als Gegensatz zum Chaos betrachtet, steckt mehr dahinter als »eine Grundlage« der Ruhe. Der wilden ungezähmten Natur wurde früher das Chaos zugeschrieben, und genau davon, gerade auch weil es während der Rauhnächte so stark war, wollte man sich distanzieren, sich davor schützen, wollte Ordnung halten, um nicht vom Strudel der unbändigen Chaoskraft mitgerissen zu werden.

Das bedeutete: Alles musste am rechten Fleck sein, keine schmutzige Wäsche sollte herumliegen und verliehene Gegenstände mussten zurückgegeben werden.

Geisterabwehr, Geister milde stimmen

Das meiste war reine Abwehr. Doch man wusste auch, dass man einige Geister gütig stimmen musste, denn immerhin konnten sie auch für reichere Ernten sorgen. Außerdem gab es innerhalb des Geisterglau-

* Der Lein ist eine unserer ältesten Kulturpflanzen, daher wurden um ihn herum besonders viele Sagen auch zu anderen Zeiten »gesponnen«. Wenn man während der »Zwölfe« doch mit dem Flachs arbeitete, zog man den Zorn der großen Vegetationsgöttin persönlich auf sich. Andere Regionen andere Regeln: So glaubte man vielerorts auch, dass das Garn, welches in den Rauhnächten gesponnen wurde, von »Hulda« (Tirol) oder Frau Holle gesegnet wurde und dadurch Zauberkräfte erhielt, wie Unzerreißbarkeit oder Schutz vor Krankheiten.

bens auch den Ahnenkult, das heißt, dass man den verstorbenen Vorfahren die Ehre erwies und ihrer gedachte. Man stellte beispielsweise gewisse Speisen als Nahrung für die Geister an ausgewählte Örtlichkeiten. Zu den klassischen »Geisterspeisen« gehörten Bohnen* und Erbsen, beide zählen zu den ältesten Ackerpflanzen Europas.

In den meisten Gegenden war für die Lebenden daher auch der Verzehr von Bohnen und Erbsen während der Rauhnächte verboten, aber auch hier bestätigen Ausnahmen die Regel: Mancherorts sollten sie besonders viel Kraft spenden.

Fenster und Türen mussten verschlossen bleiben, sonst stürmte die Wilde Jagd herein. Es wurde sogar das Vieh während der 12 Nächte umgetauft. Hier muss erklärt werden, dass der Glaube vorherrschte, wenn man den wahren Namen eines Wesens wusste, hatte man Macht darüber. Daher ist anzunehmen, dass die Bauern die wahren Namen ihrer Tiere vor den lauernden Geistern verheimlichen wollten, damit diese kein Schindluder mit ihnen treiben konnten.

Es wurde Eisen, zum Beispiel in Form einer Axt, in den Stall gelegt. Geister, vornehmlich Naturgeister, mochten kein Eisen (auch hier gibt es in bestimmten Regionen wieder genau entgegengesetzte Vorschriften). Aus ähnlichen Gründen sollte man über dem Brunnen Eisen aufhängen oder mehrmals darüberschießen.

An Silvester, neben den Weihnachtsfeiertagen und den Heiligen Drei Königen die mächtigste Nacht innerhalb der »Zwölfe«, schenkt man sich immer noch Hufeisen als Glücksbringer. Ein Brauch, der sich aus diesem Glauben – Geister mögen kein Eisen – entwickelt hat. Viel Lärm, vor allem an Silvester, sollte ebenfalls die Macht der Geister eindämmen. Da Ruhe an sich sehr bedeutsam war, durfte dieser Krach nur zur gezielten Geisterabwehr und zu bestimmten Tagen gemacht werden.

* Die Sau-, Pferde-,Ackerbohne oder Dicke Bohne (*Vicia faba*) ist gemeint, nicht die Busch- oder Stangenbohne (*Phaseolus nanus* ; *P. vulgaris*) aus der Neuen Welt.

Fruchtbarkeit & Segen

Bräuche und Symbole, die auch heute noch bekannt sind und die man sich zur Silvesternacht überreicht, sind das Vierblättrige Kleeblatt, das auch unter dem Jahr ein Glückbringer war und ist, das Schweinchen, das Fruchtbarkeit schenken soll, der Pfennig, teilweise einst auch eine Fischschuppe, die beide den Geldsegen im kommenden Jahr garantierten, und der Schornsteinfeger. Dass der Glück bringt, verdankt er seiner Tätigkeit: Er reinigt den Kamin. Der einstige Weltenbaum, die Verbindung zwischen Himmel und Erde, wurde im Laufe der Sesshaftwerdung ins Haus »gepflanzt«. Der Kamin verband von nun an Erde (und das wärmende Zentrum der Wohnstatt) mit dem Himmel. Um eine funktionierende Verbindung zu gewährleisten, benötigt es den Schornsteinfeger, der seiner segensreichen, wärme- und glücksbringenden Aufgabe bis heute nachgeht.

Je nach Region gab es zum Zwecke der Fruchtbarkeit und Gesundheit während der Rauhnächte auch spezielle Speisen; vor allem am letzten Tag, dem Dreikönigstag, sollte der Tisch reich gedeckt sein. An diesem Tag wurde auch der »Bohnenkönig«* erwählt (siehe S. 46).

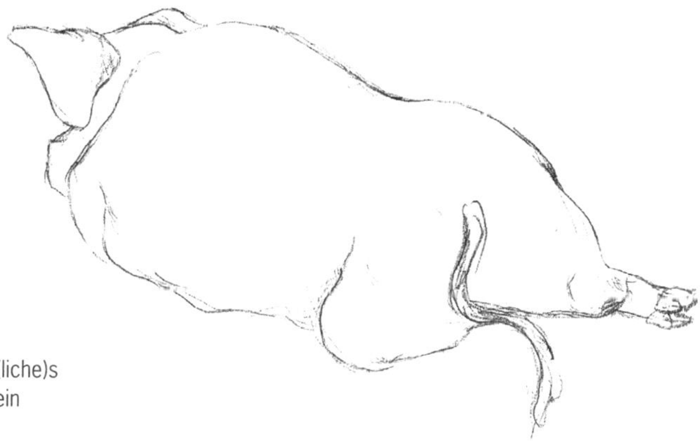

Glück(liche)s Schwein

* Es ist anzunehmen, dass sie zu einem Symbol für Unsterblichkeit und Fruchtbarkeit wurde, weil sie eine echte Vorratsfrucht für den Winter war und aufgrund ihrer embryoartigen Form, und wenn sie keimt, ähnelt der Keimling einer Nabelschnur.

Orakeln & Zaubern

Wie zu allen dieser alten Festzeiten, war die Grenze zwischen den Welten schwindend dünn. Wenn man es schaffte, hinüberzuschauen, konnte man vielerlei Dinge sehen. Von großem Interesse war dabei natürlich die Zukunft. Auch heute noch versuchen wir zur Mitte der Rauhnächte, an Silvester, in die Zukunft zu schauen, indem wir geschmolzenes Blei ins Wasser kippen und die entstandene Form interpretieren. Blei ist ein Schwermetall, daher sollte am besten darauf verzichtet werden. Statt Blei kann man zum Orakeln auch das wohlriechende Bienenwachs verwenden.

Die sogenannten »Losnächte«, die weissagenden Nächte, beziehen sich meistens auf die Zeit zwischen den Jahren. Das Brauchtum kennt aber auch andere Zeiten, die Lostage oder Losnächte genannt wurden und in denen die Vorausschau ebenfalls möglich war. Der Traum der ersten Nacht erzählt von den Ereignissen im Januar, der zweite vom Februar und so weiter. Auch konnte man den Vegetationsverlauf für das kommende Jahr voraussagen. Es hieß, je heftiger die Wilde Jagd draußen tobt, desto fruchtbarer sollte das kommende Jahr werden, und viel Reif während der Rauhnächte versprach eine reiche Obsternte.

Grundsätzlich waren ja Tätigkeiten während der Zwölfe untersagt. Doch manche zauberischen Handlungen waren geduldet und erhielten in diesen Nächten eine besondere Kraft. Kerzen, die man goss, sollten am hellsten scheinen und vor bösen Erscheinungen schützen. Besen, die gebunden wurden, konnten Tierverhexungen* vertreiben, indem man Wasser darübergoss und dieses den Tieren zu trinken gab.

Die Silvesternacht galt von allen Rauhnächten als die zauberkräftigste. So konnte man in dieser Nacht Schätze finden, treffsichere Kugeln gießen, das Wasser für das nächste Jahr sichern, Feuerschutzzauber und vor allem Fruchtbarkeitszauber sprechen.

* Mit »Tierverhexungen« waren Erkrankungen des Viehs gemeint, häufig Euterentzündungen der Kuh, durch die in der Milch Blut und abgestorbenes Gewebe zu sehen war.

Vom Räuchern

Ganz generell wurde in der Vergangenheit zu vielen Gelegenheiten und an speziellen Tagen geräuchert. Man wollte damit Krankheitsgeister vertreiben, Schutz für Haus, Hof und all seine Bewohner bewirken, Rituale einleiten und diverse Übergänge begleiten. Solche Übergänge waren zum Beispiel Geburt, Tod und das Heranreifen eines Kindes zum Erwachsenen. Aber auch als handfestes Therapeutikum nutzte man den Pflanzen- und Harzrauch, der durch die entstehende Wärme und die über die Haut aufgenommenen ätherischen Öle wirkt.

Während der Rauhnächte war und steht die reinigende und schützende Kraft des Räucherns im Vordergrund. Gewisse (nicht durch ihre Wirkstoffe psychoaktive) Kräuter dienten auch zur Verstärkung der Hellsichtigkeit. Man wollte das alte Jahr in Frieden verabschieden und das neue mit Segenswünschen willkommen heißen.

Das gemeine Volk verwendete meist die heimischen Kräuter, denn Weihrauch und Myrrhe waren einfach zu teuer. In manchen Gegenden wurden die Räucherungen auch von Geistlichen durchgeführt, dann meistens (in Bayern) am Thomastag (20.12.), zu Weihnachten, Neujahr und Heilig Dreikönig (6.1.).

In der folgenden Liste sind die verwendeten heimischen Kräuter aufgeführt, wobei je nach Region gewiss das eine oder andere Kraut hinzukam beziehungseise nicht verwendet wurde.

Beifuß (*Artemisia vulgaris*) – Kraut
Duft: würzig, aromatisch
Unterstützt Veränderungen im Leben, stärkt die Weiblichkeit, die Intuition, fördert das Traumbewusstsein und die Trauerarbeit, allgemein ideal für Übergangsrituale.
Für die Rauhnächte: Reinigung, Schutz, Orakel

Wacholderholz (*Juniperus communis*) – Nadeln, Rinde, Beeren
Duft: harzig, aromatisch, warm
Keimtötend, wirkt klärend, stärkend, erdend, unterstützt Übergangsrituale & Ahnenkontakt.
Für die Rauhnächte: Reinigung, Schutz

Engelwurz (*Angelika sylvestris*) – Wurzel, Blätter, Samen
Duft: ätherisch, würzig
Wirkt antidepressiv, erwärmend (vor allem um die Herzgegend), stärkt das Vertrauen in sich und die Welt, bringt verstorbene Seelen ans Licht. – Sie ist ein großer pflanzlicher Engel.
Für die Rauhnächte: Reinigung, Schutz, Segnung

Spitzwegerich (*Plantago lanceolata*)
Duft: kokelig, krautig
Der Spitzwegerich ist kein klassisches Räucherkraut. Aufgrund seiner Symbolkraft (siehe Spitzwegerich S. 147) als Herr und Begleiter aller Wege, ist er für mich fester Bestandteil des Rauhnachtsbuschen geworden.
Für die Rauhnächte: Der Spitzwegerich schließt die gegangenen Wege des letzten Jahres ab und segnet die kommenden.

Schafgarbe (*Achillea millefolium*) – Kraut
Duft: herb, würzig
Stärkt die Intuition, fördert Traumarbeit, vermittelt das Gefühl von Geborgenheit.
Für die Rauhnächte: Orakel, Klarheit (Ordnung)

Dost (*Origanum vulgaris*) – Kraut
Duft: aromatisch bis kokelig
Stärkt die eigene Persönlichkeit, hilft zur Abgrenzung äußerer Einflüsse, großer Geisterbanner, Reinigung.
Für die Rauhnächte: Schutz

Kiefernholz (*Pinus sylvestris*) – harzgetränktes Holz
Duft: fein, warm, harzig
Wärmt das Herz, reinigend, desinfizierend, hilft bei Trauerarbeit, Geborgenheit Zuversicht, Zuneigung.
Für die Rauhnächte: Licht

Esche (*Fraxinus excelsior*) – Samen
Duft: würzig, warm
Schutz vor Mobbing und Manipulation, hilft bei Rückführungsritualen, stärkt das Ich, wirkt erdend.
Für die Rauhnächte: Reinigung, Licht

Minze (zum Beispiel Rossminze) (*Mentha longifolia*) – Kraut
Duft: frisch bis kokelig
Erfrischend, stärkend, klärt die Gedanken, hilft, im Augenblick zu sein.
Für die Rauhnächte: Reinigung, Klarheit

Baldrian (*Valeriana officinalis*) – Kraut, Wurzel
Duft: kokelig (Kraut), »baldrianig« (Wurzel)
Fördert die Intuition, stärkt die Hellsicht; die Wurzel (gering dosiert) steigert die Lust.
Für die Rauhnächte: Orakel, Schutz (vor allem Geisterbanner)

Hopfen (*Humulus lupulus*) – Blütenzapfen
Duft: herb, aromatisch
Schlaffördernd, fördert die Zwiesprache mit der Natur.
Für die Rauhnächte: Orakel

Mädesüß (*Filipendula ulmaria*) – Kraut
Duft: süßlich bis kokelig
Fördert Intuition und Traumbewusstsein.
Für die Rauhnächte: Neubeginn, Licht

Rose (z. B. *Rosa canina*) – Blüte
Duft: blumig bis kokelig
Versöhnung, harmonisiert und besänftigt die Stimmung.
Für die Rauhnächte: Segnung, Heilung alter Wunden

Johanniskraut (*Hypericum perforatum*) – Kraut
Duft: krautig bis kokelig
Spannungsabbau, klärt elektromagnetische Spannung, hilft bei Traurigkeit, Ängsten (vor allem Dunkelheit), Schutz für Geist und Seele.
Wurde gegen Unwetter verräuchert und zur Entlarvung dunklen Blendwerks.
Für die Rauhnächte: Segnung

Weidenholz (z. B. *Salix purpurea*) – Rinde von der roten Weide
Duft: balsamisch, vanillig
Wärmend, behütende Stimmung, Sicherheit.
(Die rote Rinde enthält mehr Populin, den Wirkstoff, der für den Geruch verantwortlich ist – genutzt werden können die kleinen Feinäste – vorsichtig brechen.)
Für die Rauhnächte: behütend, Hoffnung, Erneuerung

Heimische Räucherharze:
Koniferenharze ähneln sich im Geruch und ihrer Verwendung – feine Unterschiede gibt es dennoch.

Kiefer (*Pinus sylvestris*)
Duft: warm, harzig
Stärkt die Körpermitte, Schutz, wärmend, siehe auch Kiefernholz (oben).
Für die Rauhnächte: Licht, Wärme

Fichte (*Picea abies*)
Duft: harzig, kräftig, waldig
Reinigend, Schutz, innere Ruhe, klärt den Geist, fördert Konzentration, bringt alte Wunden zur Heilung ans Licht.
Für die Rauhnächte: Hoffnung, Wärme

Tanne (*Abies alba*)
Duft: frisch, zitronig, harzig
Schutz, reinigt die Luft wörtlich und übertragen, stärkt die Nerven, macht kräftig und mutig, steigert psychische Widerstandfähigkeit.
Bei der Tanne eignen sich auch die Nadeln hervorragend zum Räuchern (pflücken, trocknen und dann gut verschlossen aufbewahren).
Für die Rauhnächte: Reinigung, Kraft

Lärche (*Larix dicidua*)
Duft: warm, frisch, harzig
Macht fröhlich, zentriert, schärft den Blick in die Anderswelt, hilft einem, die innere Müdigkeit abzuschütteln und voller Kraft einen Neustart zu beginnen.
Für die Rauhnächte: Selbstvertrauen, fördert Intuition/Hellsichtigkeit

Pappelknospe (*Populus nigra*)
Duft: vanillig, warm, weich
Gefühl von Geborgenheit, Wärme, Zuversicht, Vertrauen in der Ruhe.
Die Knospen der Schwarzpappel müssen im Winter gesammelt werden, die Bäume sind zwar recht groß, allerdings reißen durch Winterstürme immer wieder Äste ab, von denen ihr die Knospen absammeln könnt.
Für die Rauhnächte: Wärme, Zuversicht

Räucherbuschen binden & abbrennen
Material: reißfestes, nicht synthetisches Garn, getrocknete Kräuter (als »Grundstock« eignet sich Beifuß sehr gut)

Breitet den Beifuß oder ein anderes Kraut aus und legt die anderen Pflanzenteile darauf. Anschließend wird das Ganze zu einem Bündel zusammengelegt. Nun knotet den Anfang des Bündels fest zusammen, wickelt das Garn in 2 cm Abständen fest darum und macht alle 5-8 cm einen Zwischenknoten.

Beim Binden kommt es darauf an, dass die Pflanzen sehr fest aneinander liegen, damit sie beim Anzünden gut durchglühen. Die Zwischenknoten verhindern ein Auflösen des ganzen Buschens beim Abbrennen.

Ist der Buschen fertig, zündet ihn an und lasst ihn kurz brennen. Am Anfang werdet ihr durch etwas Pusten der Glut noch nachhelfen müssen, ihn vielleicht immer wieder in die Flamme halten. Wenn man in geschlossenen Räumen räuchert, sollte man immer einen Teller parat heben, der die gelegentlich herabfallenden Glutstückchen auffängt. Beim Ausmachen eines Buschen müsst ihr darauf achten, dass die Glut auch wirklich erloschen ist. Am besten steckt ihr ihn kopfüber in eine Schale mit Sand.

Damit die alten Energien entweichen können, sollte man nach oder während der Räucherung ein Fenster öffnen.

Rauhnachts-Räucherbuschen

Die hier aufgeführten Zusammensetzungen der Buschen sollen nur als Vorschlag verstanden werden, gerade beim Räuchern finde ich es wichtig, seinem eigenen Gespür und seiner Neigung nachzugehen.

Erste Hälfte der »Zwölfe«: Beifuß, Wacholder, Engelwurz, Schafgarbe, Dost, Kiefer, Eschensamen, Rose

Zweite Hälfte der »Zwölfe« (zusätzlich): Minze, Baldrian, Hopfen, Johanniskraut, Mädesüß, Rose

Neunerlei Hölzer

Es spielt keine Rolle, auf welche Kultur man blickt. Fast allen ist die Zahl Drei heilig. Jeder kennt die Dreifaltigkeit der christlichen Kirche. Häufig trifft man die dreigesichtige Göttin an, die Jugend, Reife und Alter symbolisierte. Die Germanen hatten ihre drei Nornen (Urd, Verdandi, Skuld), die an den Fäden der Vergangenheit, der Gegenwart und der Zukunft spannen, die Kelten die drei Matres (Brigit, Macha, Morrigan).* In Griechenland nannte man die drei Schicksalsspinnerinnen Moiren (Klotho, Lachesis, Athropa). Weitere bekannte »Dreiheiten« finden sich in Ägypten verkörpert durch Isis, Osiris und Horus, im Hinduismus durch Brahma, Vishnu und Shiva.

* Ein Relikt der dreigesichtigen Göttin findet man in den drei bayrischen »Madels«, den Heiligen Katharina, Magarete und Barbara.

3 x 3 Hölzer wurden in den Nächten auf diverse Festtage, wie den Karfreitag, den Johannistag oder auf den 1. Mai verbrannt. Am längsten hat sich dieses Brauchtum während der Rauhnächte erhalten.

Die Feuer dienten zum Schutz vor Krankheiten, Flüchen und für die Fruchtbarkeit von Vieh und Feld. Oft wurde die Asche des verbrannten Holzes, wie beim Julblock, aufgehoben und das Jahr über für Zauberzwecke genutzt. So streute man zum Beispiel bei drohendem Unwetter etwas davon ins Herdfeuer* oder verabreichte es als Medizin.

Wie vieles im Brauchtum, war auch hier die Auswahl der Hölzer regional unterschiedlich, konkrete Angaben sucht man in der Literatur vergeblich.

Aufgrund ihrer Stellung im Volksbrauchtum wäre die Zusammensetzung der Neunerleihölzer während den Rauhnächte aus den folgenden Bäumen durchaus denkbar:

- Fichte (*Picea abies*): immergrüne Nadelbäume (erhielten die Vegetationskraft den Winter über lebendig)
- Tanne (*Abies alba*): immergrüne Nadelbäume
- Kiefer (*Pinus syvestris*): immergrüne Nadelbäume
- Esche (*Fraxinus excelsior*): Lichtbaum
- Apfel (*Malus domestica, M. sylvestris*): Nahrungsquelle, Fruchtbarkeit
- Haselnuss (*Corylus avellana*): Symbol für Fruchtbarkeit
- Wacholder (*Juniperus communis*): Schutz
- Birke (*Betula pendula*): verkörpert den kommenden Frühling
- Eiche (*Quercus robur*): Stärke
- Weißdorn (*Crataegus monogyna*): rote Beeren als ein Zeichen für das Leben, Heckenpflanze (Heckenpflanzen gelten allgemein als »Schwellenhüter«)

* Am stärksten wirkten die »Zauber-Segenskräuter«, wenn man sie im Herdfeuer verbrannte. Der Herd war das wärmende Herz des Hauses. Der Kamin, an den der Herd angeschlossen war, ist die Verbindung der Erde zum Himmel, zum Göttlichen; das ist der alte Weltenbaum.

Der Julblock

Julblock, ein Brauchtum, das über ganz Europa, von Portugal über England bis zu den slawischen Ländern verbreitet war. Hier wurde ein Eichenblock zu Beginn der Rauhnächte angezündet und sollte bis zu ihrem Ende durchschwelen. Manchmal wurde er auch nur zu Weihnachten entzündet. Seine Asche galt allerdings allerorts als heilkräftig und vor allem fruchtbarkeitsbringend. Sie wurde aufs Feld gestreut oder teilweise in Prisen ins Viehfutter gegeben. Ethnologen konnten ihn von der Iberischen Halbinsel bis nach Osteuropa, von den Britischen Inseln bis nach Italien zurückverfolgen – ein echt europäischer Brauch!

Bohnenfest

Bohnenkönig zu Dreikönig. Hier wurde in einem Kuchen eine Bohne versteckt, wer diese Bohne in seinem Stück hatte, wurde zum Bohnenkönig gekrönt. Es ist stark anzunehmen, dass dieses Ritual in vorchristlicher Zeit recht ausschweifende, orgiastische Formen angenommen hat: der Bohnenkönig, das Sinnbild für den fruchtbarkeitsspendenden Gott… In späteren Zeiten wurde dieses Fest weniger ausschweifend begangen, alte Symbole der Fruchtbarkeit blieben aber erhalten.

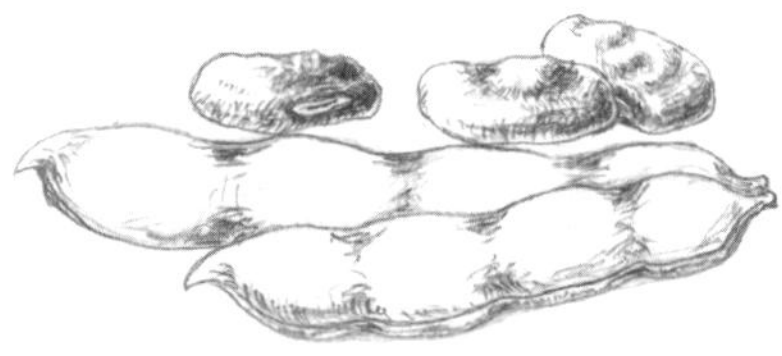

Winterzeit

Bratapfel
Für Bratäpfel gibt es die verschiedensten Rezepte. Ich mag sie sehr gerne, halbiert und dort, wo das Kerngehäuse war, mit gemahlenen Nüssen, etwas Butter und Honig gefüllt. Entweder so in den Backofen für 20 Minuten bei mittlerer Hitze oder in einen geschlossenen Bräter (am besten Römertopf oder marokkanische Tajine) gemeinsam mit einem Schuss Wasser für etwa 20 Minuten aufs Feuer geben (das Feuer ist punktuell heißer, daher gebe ich gerne etwas Wasser hinzu damit die Äpfel nicht anbrennen).

Waldiger Winterpunsch
(vorbeugend und heilend in der Erkältungszeit): Die Hälfte Tee, zu gleichen Teilen aus Nelkenwurzwurzel, Beifußkraut, Mädesüßkraut, Ebereschenbeeren; die andere Hälfte Saft: 2 Teile Apfel, 1 Teil Holunder, Schlehe; etwas Honig zum Süßen.

Engelwurzdöschen
Die Engelwurz ist eine echte Licht-Sonnenpflanze, nicht nur auf ihre Gestalt bezogen, sondern auch auf ihre aufhellende seelische und körperlich wärmende Wirkung. Außerdem wirkt sie leicht phototoxisch, das heißt, sie macht sensibel auf UV Strahlung. Alle Doldenblütler besitzen den dafür verantwortlichen Inhaltsstoff Furanocumarin in sehr unterschiedlichen Dosen. Der »gefürchtete« Spitzenreiter ist die Herkulesstaude (Riesenbärenklau, *Heracleum mantegazzianum*). Bei sensiblen Menschen könnte es aber auch schon bei der Waldengelwurz zu einer leichten Reaktion kommen.

Ein Döschen aus einer Sonnenpflanze, um darin vielleicht ein paar wärmende Strahlen einzufangen oder ähnliches aufzubewahren, finde ich sehr passend für die Winterzeit.

Material: Engelwurzstengel, feingezahnte Säge (Metallsäge), als Deckel kleines Tuch oder ein Stück Lindenast (Lindenholz ist sehr weich und lässt sich gut schnitzen).

1. Den Stengel in 4-5cm lange Teile sägen, wobei die Zwischensegments-Trennwände als Boden des Döschens dienen sollen. Beim Sägen vorsichtig sein, der Stengel ist zwar relativ stabil, aber doch kein Holz.
2. Den Lindenast im Durchmesser der »Dose« absägen und zu einem »Korken« schnitzen.

Erntehinweis: Die Stengel sind selbst im Winter gut zu erkennen, denn nachdem die Pflanze geblüht hat, vergeht sie, und ihr Skelett bleibt bis ins nächste Frühjahr und manchmal darüber hinaus stehen. Am besten ist es allerdings. sie so früh wie möglich zu sammeln, da sie im Laufe der Zeit an Stabilität verliert. Das Döschen eignet sich übrigens auch als kleiner Salbentiegel.

Die Wald-Engelwurz (*Angelica sylvestris*)

Die Engelwurz gehört zu der großen Familie der Doldenblütler, in deren Reihen sich viele Heilpflanzen, in Kultur genommene Gemüsepflanzen, aber auch einige sehr giftige Mitglieder befinden. Sie ist eine 80-200cm hohe zweijährige Pflanze mit 2-3fach gefiederten Blättern. Der behaarte Stengel ist hohl und häufig rotbräunlich überlaufen. Ihre weißen Doldenblüten sind meist 20-30cm im Durchmesser und erscheinen zwischen Juli und September in ihrer vollen Pracht. Sie mag es etwas feucht und ist daher in Auwäldern, auf Nasswiesen, an Ufern, aber auch an Waldwegen zu finden.

Neben den recht deutlich zu schmeckenden Bitterstoffen, besitzt die Engelwurz Gerbstoffe, ätherische Öle, Harze, Pektin und Furanocumarine. Ihre Erntezeit hängt ganz von den gewünschten Teilen ab.

Die Wurzel wird im ersten Wachstumsjahr von September bis November und im zweiten Jahr von März bis April gegraben. Die Samen reifen zwischen August und Oktober, und die Blätter und Stengel können von April (erste Blattpaare) bis September/Oktober geerntet werden.

Tee

Dekokt aus 2-3 TL auf 1/2 Liter, 2-3 Tassen täglich

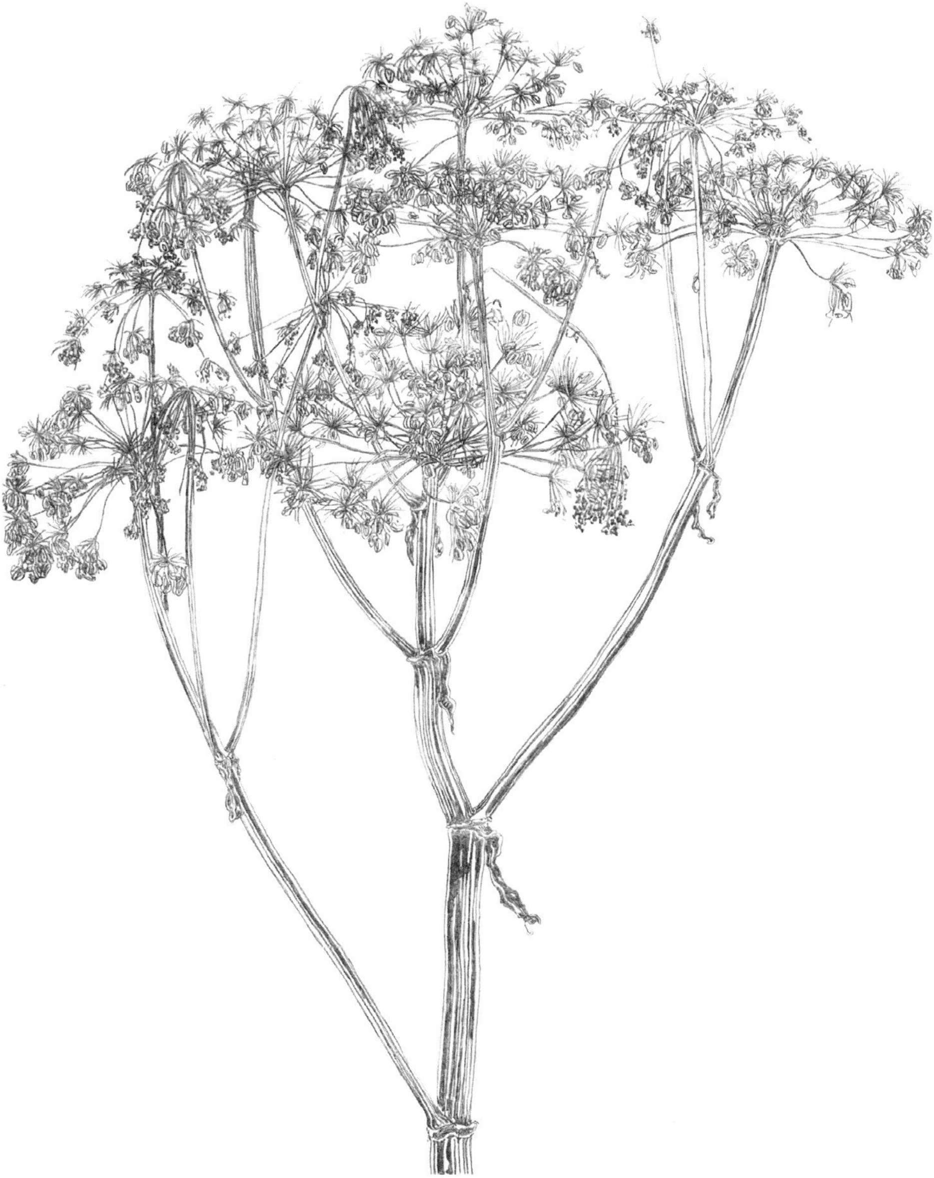

Tinktur

Siehe Grundrezept auf Seite 138

1-2 TL, dreimal täglich in einem Glas Wasser einnehmen, beziehungsweise bei Bedarf ein Schluck aus dem Glas.

- Verdauung: bei zu wenig Magensäure, Verstopfungen, Blähungen, Gastritis, Koliken, Appetitlosigkeit, stärkt die Leber, regt die Sekretion von Galle und Bauchspeicheldrüse an.
- Immunabwehr: abwehrsteigernd, antiseptisch, stoffwechselanregend, fördet die Erholung nach zehrenden Erkrankungen, unterstützt die Genesung nach einem Herzinfarkt und stärkt bei Schwächezuständen durch psychische und physische Ursache.
- Frauenheilkunde: regt die Monatsblutung an, wirkt allgemein entkrampfend und hilft bei Nachgeburtsverhalten.
- Atemwegserkrankungen: Husten, Bronchitis, Lungenentzündung, sie wirkt schleimlösend und krampfstillend bei Bronchialleiden.
- Nerven: Mutlosigkeit, Migräne, Schwindel, nervöses Herzklopfen, Nervosität.

Salbe

Siehe Grundrezept auf Seite 139

- Nasennebenhöhlenentzündung
- Schmerzhafte, entzündete Lymphknoten
- Gicht, Rheuma, Nervenschmerzen
- Der Wohlgeruch wärmt Herz und Seele. So hilft sie auch bei Depressionen und Ängsten aller Art (hierzu Solarplexus und Herzgegend mit ihr einreiben).

Rohkost, getrocknete oder frische Wurzel

- Mobilisiert Abwehrkräfte (ein einfaches Rezept, von dem die Pestärzte im Mittelalter bereits Gebrauch machten)

Kräuterkissen gefüllt mit Samen und Blättern

- Unterleibskrämpfe, Blähungen, Koliken
- Gelenk- und Nervenschmerzen

Engelwurzwein

Je eine Wurzel der Engelwurz und der Nelkenwurz in 1 Liter Rotwein geben und das ganze zwei Wochen ziehen lassen.

- Zur Verdauung könnt ihr euch ein kleines Glas Engelwurzwein gönnen.

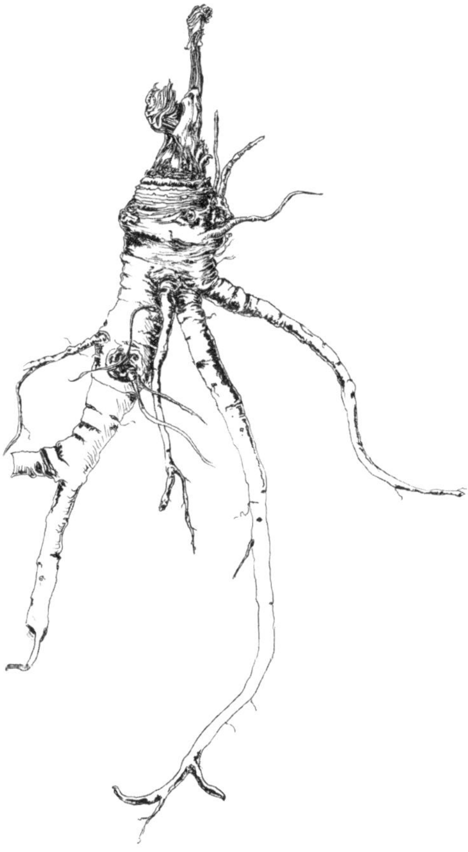

Über die Engelwurz

Die Engelwurz verdient ihren Namen. Keine andere Pflanze hat auf mich eine so behütende, herz- und seelenwärmende Ausstrahlung und Wirkung. In Mitteleuropa wachsen wild »nur« die kleinen Geschwister der medizinal genutzten Erzengelwurz. Mir persönlich ist die Wirkung der in Skandinavien heimischen Erzengelwurz zu heftig, zu ätherisch; ich bevorzuge unseren sanfteren Wildling, die Waldengelwurz (diese wurde auch im oberen Teil beschrieben).

In unseren Breiten galt die Engelwurz vor allem als große Schutzpflanze: Schutz gegen Flüche, Besetzungen und Krankheitsdämonen. Vor allem der Pestdämon wurde mit ihrer Hilfe ferngehalten. Viele Pestärzte kauten ein Wurzelstück, um sich vor Ansteckung zu schützen, oder trugen die Wurzel als Amulett. Im Zusammenhang mit der Pest gibt es zahlreiche Sagen, unter anderem mit Karl dem Großen, dem ein Engel diese Pflanze wies, auf dass sie bei kommenden Seuchen die Menschen schütze und heile. Die »Heilig Geistwurzel« oder auch »Hirschwurzel«* konnte dem Träger auch die Sympathie aller Menschen bescheren.

In Skandinavien wurde die »große Schwester« (wird bis zu 3 m hoch) in besonderer Weise geehrt. Bei den Sami, der Urbevölkerung des Nordens, galt sie als Sinnbild des Graswachstums, ein essenzieller Segen für ein rentierhaltendes Nomadenvolk, und wurde zur Wintersonnwende in dieser Symbolik gefeiert.

Nadelbonbons

Zutaten: 1 Tasse Sahne, 1 Tasse Zucker, 3/4 Tasse Nadeln (meine Favoriten in folgender Reihenfolge: Tanne, Douglasie, Fichte – Kiefer noch nicht probiert)

Die Nadeln in der Sahne auf mittlerer Stellung etwa 15-20 Minuten (je nach Frische und Alter der Nadeln – Geschmacksprobe nehmen) erhitzen, dann den Zucker dazu und gemeinsam einköcheln, bis es eine sehr sämige zäh brodelnde Masse ergibt. Diese auf einen Teller geben und in Bonbongröße schneiden. Man braucht etwas Erfahrung, um zu wissen, wann die Masse zäh genug ist.

Fichtenrinden-Tinte (braun)

Zunächst muss man einen sogenannten Farbsaft herstellen. Dazu werden 20 g Rinde auf 100 ml Wasser etwa 30 Minuten geköchelt (Ihr

* Der Hirsch wie auch der Adler wurde in vielen Kulturen mit der Sonne beziehungsweise dem Sonnengott assoziiert.

werdet immer wieder etwas Wasser nachschütten müssen, am Ende des Vorgangs auf jeden Fall wieder auf 100ml auffüllen.), dann gibt man je nach Farbwunsch tropfenweise etwas Eisenvitriol hinzu (je mehr desto dunkler).

Das Eisenvitriol kann in der Apotheke gekauft oder recht einfach selbst hergestellt werden. Dazu füllt man ein Glas mit möglichst rostigen Eisennägeln und übergießt diese mit Essigessenz. Nach einigen Tagen, wenn keine kleinen Bläschen mehr aufsteigen, ist die Lösung fertig. (Achtung nicht in die Augen kriegen!)

Diese Art von Tinte kann auch mit Eichengallen, Erlenzapfen, Walnussfruchtschalen, Bananenschalen oder Rinden anderer Nadelbäume und der Kastanie oder Eiche hergestellt werden.

Harzöl

Harzöle sind ein wunderbares Heilmittel. Am leichtesten werden sie aus Fichte und Kiefer gewonnen. Sie fördern die Durchblutung, helfen bei Gelenkschmerzen und können zu Salbe weiterverarbeitet werden.

Hierzu benötigt man kein reines Harz, sondern verwendet die harzdurchtränkten Rindenstücke. Legt sie in Olivenöl ein (das Glas etwa 3/4 mit den Rindenstücken füllen und mit dem Öl auffüllen) und belasst das Ganze eine Wintersaison auf einer Wärmequelle (Harze brauchen für den Auszug Wärme, da sie recht langsam in Lösung gehen).

Harz sammeln

Meine Erfahrung aus dem Waldkindergarten hat mir immer wieder gezeigt, welch große Freude die Kinder haben, zu jeder Zeit Harz zu sammeln; häufig ein Graus für die Eltern, die die verklebten Handschuhe, Rucksäcke oder Hände davon befreien mussten. Hände können sehr gut mit einfachem Speiseöl oder Butter gereinigt werden, da Harze fettlöslich sind.

Harz sammeln, besonders im Winter, kann aber auch für erwachsene Menschen eine große Freude sein. Man geht durch den stillen Wald auf der Suche nach dem warmen Duft des Baumgoldes.

Zur Harzernte siehe Fichtenportrait.

Die Fichte (*Picea abies*)

Die Fichte gehört zur Familie der Kieferngewächse. Sie kann bis zu 60 m hoch wachsen. Ihre Rinde ist im Jugendalter rötlich glatt, wird im Alter graubraun und schuppig. Die Nadeln, die sich alle sieben Jahre erneuern, sind spitz, vierkantig und glänzend grün. Ihre weiblichen Blüten sind kleine rötliche Kerzen, die männlichen hingegen rot bis grüne Zapfen, sie erscheinen von April bis September. Heute wächst sie überall, ist beziehungsweise war der »Brotbaum« der Forstwirtschaft, ihr ursprünglicher Lebensraum sind aber Mittelgebirge und Bergwälder bis 2000 m Höhe.

An Inhaltsstoffen bietet uns die Fichte ätherische Öle, Harz, Vitamin C, Wachs und Ameisensäure. Ihre jungen Triebe für innerliche Anwendungen können zwischen April und Mai, die Nadeln für äußere Anwendungen ganzjährig gesammelt werden, das Harz an sich das ganze Jahr hindurch, wobei die Harzernte im Winter einen besonderen Reiz hat. Bei beiderlei Ernte müsst ihr aber aufmerksam sein. Ihr dürft nie die Triebe der Terminal, der Endknospe an der Spitze des Baumes ernten, am besten auch nicht die am Ende eines Astes. Denn diese Triebe weisen dem Baum seine Wachstumsrichtung an; fehlt sie, ist das Wuchsverhalten des Baumes gestört. Der Baum treibt erneut aus, und es entstehen regelrechte Besen; vielfach ein Problem, das durch den zu hohen Wildbestand in unseren Wäldern verursacht wird, so dass dem Wald mancherorts eine Naturverjüngung fast unmöglich ist. Bei der Harzernte darf die durch das Harz geschlossene Wunde nicht erneut geöffnet werden, das heißt: Das Harz nur oberflächlich entfernen.

Tee, Sirup

Infus aus 1 TL auf 1 Liter, 3-4 mal täglich 1 Tasse

Spitzensirup

Zerrupft die Triebspitzen zu kleinen Büscheln und füllt sie abwechselnd mit einer Schicht Zucker in ein Glas. Die letzte Schicht sollte dabei der Zucker bilden. Stellt das Glas nun für ungefähr drei Wochen an die Sonne. Der entstandene Sirup kann nach dieser Zeit gefiltert und zur Lagerung in Flaschen gefüllt werden. Bei Bedarf dreimal täglich 1 TL.

- Schweißtreibend
- Hals- Rachenentzündungen, Bronchitis, Husten, Grippe
- Stärkt die Abwehrkräfte durch den hohen Vitamin C-Gehalt der Nadeln

Harzkugeln (eine Empfehlung von Pfarrer Kneipp)
täglich eine erbsengroße Harzkugel lutschen
- Zur Anregung und Kräftigung des Körpers

Nadelbad, Rindenbad
7-8 EL in 1 Liter Wasser etwa 10 Minuten kochen und ebenso lang ziehen lassen, dann dem Badewasser hinzu geben.
- Stärkt die Nerven
- Lindert Rheuma, Gicht, Nervenschmerzen
- Hilft bei Krampfadern
- Lindert Ekzeme, Akne und andere Hautleiden

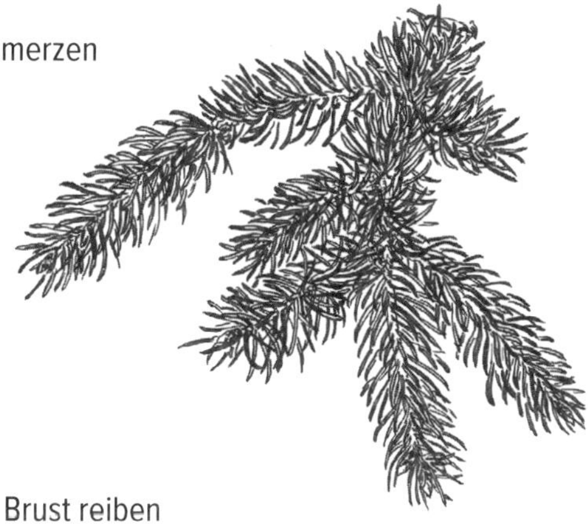

Harzöl
Siehe oben

Harzölsalbe
Siehe Grundrezept Seite 139
- Bei Erkältungskrankheiten auf die Brust reiben
- Wirkt beruhigend und fördert den ruhigen Schlaf
- Sehr gute Zugsalbe, zieht Splitter aus der Haut und befördert Eiter an die Oberfläche
- Allgemein wundheilend

Kräuterkissen
- Wirkt beruhigend, fördert den Schlaf
- Stärkt die Nerven

Harzpflaster
Frisches Harz auf die betroffene Stelle geben
- Wundheilend

- Zieht Splitter
- Befördert Eiter an die Oberfläche

Über die Fichte

Die Fichte ist ein Baum, dem man seit über hundert Jahren in den Monokulturen unserer Forste* viel Unrecht angetan hat. Wie schön sie sein kann, sieht man in ihrem ursprünglichen Lebensraum ab 800 Meter. Mit mächtigen und zum Teil skurrilen vom Wind geprägten Seitenästen trotzt sie Temperaturen bis zu minus 60 Grad.

Im Brauchtum fand sie allerlei Anwendungen, von der Herstellung treffsicherer Kugeln, Unverwundbarkeitszaubern, Blitzschutz bis zu sympathiemagischen Handlungen. Hierbei geht es darum, der Pflanze mit Hilfe eines Rituals ein körperliches Leiden abzugeben. Bei näherem Betrachten erweisen sich manche dieser Pflanzen-Sympathiezauber als erhaben über den bloßen Aberglauben und gar nicht so abwegig. Zum Beispiel hat man einen entzündeten Zahn mit einem Span Fichtenholz »bearbeitet«, bis es blutete, und dann den Span zurück in den Baum gesteckt, um das Leiden an diesen abzugeben. Sicherlich würde ich schmerzende Zähne heute anders behandeln, allerdings wirkt der hohe Harzanteil des Fichtenholzes unbestritten entzündungshemmend und wundheilend.

Die wohl größte Ehre kommt der Fichte, vor allem im bayrischen Raum, als Maibaum zuteil. Man dankte ihr für ihre Dienste, die grüne Vegetationskraft durch den Winter getragen zu haben.

* Durch den Klimawechsel haben es Fichten immer schwerer zu überleben. Sie sind für einen kurzen Zeitraum trockenheitsresistenter als Buchen, über einen längeren Zeitraum aber nicht. In der Plantage bilden sie ausschließlich Flachwurzeln und kommen mit der Grundwassersenkung nicht zurecht. Viele Förster bauen daher die ihnen unterstehenden Wälder immer häufiger um, das heißt, sie kehren zurück zu einem Misch-Waldbild (mit Ahorn, Buche, Kirsche, Eiche, Tanne usw.), das vor den Fichtenmonokulturen unsere Landschaft ausmachte.

Frühling

Imbolc – Maria Lichtmess

Noch herrscht die Nacht über den Tag, auch ist es noch kalt, doch die ersten Boten des Frühlings sind erwacht. Und wenn man genau hinhört, so kann man draußen den lieblichen Gesang der Birkenmaid Brigit vernehmen. Sie zieht durchs Land und weckt die Pflanzen mit ihren Liedern. Ihr Gefährte, der Bär, brummt leise dazu und wärmt so manchen noch verschlafenen Samen in seinem warmen Pelz. Sie sind die keltischen Frühlingsgötter, die zum Februarvollmond ihr Amt antreten, die Natur zu hüten. In ihrem reichen Gefolge versammeln sich die vielen Frühjahrsblüher wie der Krokus, das Schneeglöckchen, der Märzenbecher, die Winterlinge, allen voran aber die Birke, deren Ebenbild Brigit ist.

Das frühe Christentum feierte zunächst »die Darstellung des Herrn«, ein Fest, das ins 4. Jahrhundert zurückreicht. Man brachte den erstgeborenen Sohn in den Tempeln vor Gott und »kaufte« ihn dem Stand entsprechend mit Opfergaben »frei«. Dieses Ereignis behielt zwar seine Bedeutung, in den Vordergrund rückten in den folgenden 200 Jahren aber andere.

In den Kirchen des Morgenlands* entwickelte sich daraus das Fest der »Begegnung«:

Maria und Josef lassen Jesu im Tempel segnen, dort begegnen sie dem vom Heiligen Geist angeleiteten Simeon und der frommen Hanna, die in dem Kind den Erlöser erkennen (Lukas 22-41).

In der Kirche des Abendlandes hingegen formte sich »Maria-Reinigung«, das spätere »Maria Lichtmess«. Man feierte den Tag, an dem

* Hierzu zählt die byzantinische, koptische, syrische, armenische und assyrische Kirche.

es Maria nach der Entbindung wieder erlaubt war, in den Tempel zu gehen. In der jüdischen Tradition galt eine Frau 40 Tage nach der Entbindung als »unrein« und musste sich nach Ablauf dieser Zeit einer Reinigungszeremonie im Tempel unterziehen. Maria Lichtmess ist eines der ältesten Marienfeste. Es wurde ursprünglich am 14. Februar gefeiert. Erst im 6. Jahrhundert, nach der Änderung von Christi-Geburtsfest vom 6. Januar auf den 25. Dezember, wurde es auf das heutige Datum gelegt.

Ob im fruchtbaren Abendland im Zuge der Christianisierung der thematische Schwerpunkt auf Maria und ihr Reinigungsritual verlegt wurde, Maria als ein »Ersatz« der alten Muttergöttin und ein Reinigungsritual als Erneuerung der Natur, kann diskutiert werden – ebenso die Verlagerung Christi Geburt Richtung Wintersonnwende, der Wiedergeburt der Sonne.

Maria Lichtmess galt auch als der endgültige Abschluss der Weihnachtszeit. Christlich wie keltisch ist es ein Fest der Reinheit und des Neubeginns.

Das »wachsende« Licht im heidnischen Kontext, wie auch die Übernahme des aus römischer Zeit stammenden Lichterfestes führten zu dem Brauch, der Mariä Reinigung zu Maria Lichtmess werden ließ: Man veranstaltete Lichterprozessionen und Kerzenweihen, ein Brauch, der sich teilweise bis heute erhalten hat.

Eine lang erhalten gebliebene bäuerliche Tradition war mit diesem Tag verbunden. Mägde und Knechte bekamen ihren Lohn ausbezahlt und konnten, so der Wunsch bestand, ihre Stelle wechseln. In katholischen Gegenden übergab der Bauer seinem Knecht zur Verlängerung des Arbeitsverhältnisses eine Kerze.

Noch ein paar kurze Worte zur Fastnacht, die meist in den Monat Februar fällt.

Mit viel Radau und orgiastischen Zügen wurde bei der Fastnacht der Winter aus dem Land getrieben. Das Brauchtum dieser Zeit ist vielfältig und bunt, voller Fruchtbarkeitsrituale, Speisetabus und Weissagungen, meist auf das Wetter bezogen. Außer dem Quicken von Obstbäumen (siehe 30) ist allerdings kein besonderes Pflanzenbrauchtum überliefert.

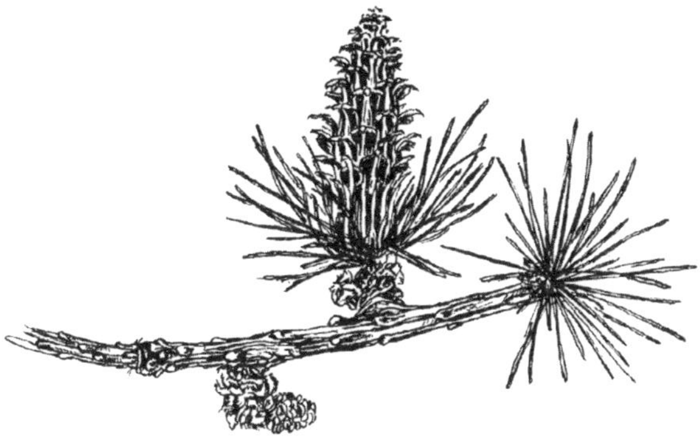

Das erste Lied der Lärche

In einer Zeit vor unserer Zeit wurden Kraut, Baum und Strauch im Frühling durch den lieblichen Gesang der holden Birkenfee Brigit aus dem Winterschlaf geweckt. Ein jedes Pflänzlein, ob groß oder klein, hatte sein eigenes Lied. Doch woher kam dieses Lied, woher kannte die Göttin des Frühlings die Melodie? Einst, als die Welt noch ganz jung war, träumte sie die Lieder gemeinsam mit dem jeweiligen Pflänzlein. Das eine wollte zart und unauffällig sein, ein anderes wollte bunte Blüten tragen und honigsüß duften oder groß und stattlich sein, schwarze Rinde und rote Früchte haben und wieder ein anders früh blühen, um den Bienen erste Nahrung zu sein.

In der Pflanzenwelt gab es aber auch solche, die kein Frühlingslied kannten, das waren die Immergrünen, die selbst im Winter wachten und zu denen einst auch die Lärche gehörte – der Nadelbaum des Hochgebirges.

Brigit und ihr Gefährte der Bär hatten ihre Lieder gesungen. Der Frühling hatte neues Leben auf die Erde gebracht, und der Mond im Mai wuchs an. Zum Vollmond würden die beiden ihr Amt als Hüter der Natur an die Götter des Sommers, Belenos und Belisama abgeben. Nun saßen sie, mit ihrem Werke zufrieden, vor der Bärenhöhle als Corvus Corone, der Bote der Wintergötter, vor ihnen auftauchte.

»Sei gegrüßt Schwarzkittel, welch seltener Besuch. Was führt dich denn zu uns?«

»Guten Tag Brigit, guten Tag Bär. Schön habt ihr die Natur gemacht. Auch wenn ich Gefolgsmann des Winters bin, freu ich mich jedes Jahr über das frische Grün und die sanfte Sonne, die mir mein schwarzes Gefieder wärmt.

Ich setz mich ein wenig zu euch, denn ich habe einiges zu berichten und einen Auftrag für dich, holde Birkenfee.«

Sie schauten die Krähe neugierig an. »Mach es dir bequem. Einen Auftrag, sagst du, von Morrigan und Samhain, deinen Herrn? Sind denn nicht alle Lieder geträumt?«

»Nicht mehr. Um das zu erklären, muss ich etwas ausholen.« Und so begann Corvus Corone zu erzählen.

»Im letzten Jahr kam Lugus, Samidlach, der Herr aller Künste, Schalk unter euch Göttern, auf die verrückte Idee, den Atav-glas-skleijan zu besteigen und den Nadelbaumschwestern eine Bitte vorzutragen. Ihr wisst ja, wieviel Freude er hat, das grüne Gewand der Bäume zu färben – keine Frage, er ist ein großer Meister darin! Nun, letztes Jahr kam er auf die Idee, wie schön es doch wäre, wenn er nicht nur Blätter, sondern auch ein paar Nadeln färben könnte. So bestieg er den Winterberg und überredete die ehrwürdige Fichte, sein Anliegen im Rat der Nadelbaumschwestern vorzutragen. Er ist schon ein ganz schönes Schlitzohr, als wenn irgendwer seinen Worten widerstehen könnte, und das weiß er genau. Also, der Rat wurde einberufen, und es stellte sich heraus, dass die jüngste der Schwestern, die Lärche, schon manches Mal daran gedacht hatte, im Winter zu ruhen. Ihr müsst wissen, sie ist ein so sanftes Wesen und muss hoch oben so manch einen Wintersturm bestehen. Nachdem die Jüngste eingewilligt hatte, ihr Kleid färben zu lassen und im Winter zu ruhen, schickte mich Lugus zu meinen Herren, den Wintergöttern, um für sein Vorhaben die Erlaubnis einzuholen. Es wurde ihm gewährt.

Ich nahm mir übrigens ein Unterpfand.« Die Krähe holte eine feurigrote Locke aus ihrem Gefieder. »Damit nahm ich ihm das Versprechen ab, der Jüngsten seine schönsten Farben zu schenken, denn das hat sie verdient. Hat uns Tieren und allen Wesen im Winter doch immer so schöne Geschichten erzählt und sich um uns gesorgt.

Soweit der Bericht des Geschehenen. Nun zu deinem Auftrag, holde Brigit. Träume diesen Winter mit der Lärche, träume das Lied, das sie erwachen lässt. Im nächsten Jahr zum ersten Mal und dann in alle Ewigkeit.«

Corvus Corone verbeugte sich tief, in Ehrfurcht und mit ein wenig Pathos, um seinen Worten mehr Gewicht zu verleihen.

Stille trat ein, nur das sanfte Rascheln der jungen Birkenblätter um sie herum war zu hören. Brigit und Bär hatten der Krähe aufmerksam zugehört, an manchen Stellen amüsiert leicht den Kopf geschüttelt. Dann erhob die Frühlingsgöttin ihre glockenhelle Stimme: »Welch unerwarteter Bericht. Die Zeit der Ersten Lieder ist längst vergangen; die Erde war noch jung, als man sie vernahm. Und nun soll ein Erstes Lied ein weiters Mal erklingen, nach so vielen Jahren. Gut. Ich werde diesen Winter mit der Jüngsten, mit der Lärche träumen. Sehen, was sie sich wünscht, und singen, um es Wirklichkeit werden zu lassen. Ich danke dir Winterherold Corvus Corone für das Überbringen der Botschaft.«

Brigit und Bär erhoben sich und verbeugten sich ihrerseits. »Nächstes Jahr werden wir sehen, wie Traum und Lied die Lärche erwachen lassen. Leb wohl und auf bald, Schwarzkittel.«

»Lebt wohl ihr beiden und auf bald!« Damit erhob sich Corvus Corone und flog mit dem lieblich gurgelnden Zwitschern, das Krähen zu eigen ist, aber normalerweise nur in Zuneigung zu ihren Artgenossen angestimmt wird, davon.

Als der Mond im Mai in seiner vollen Pracht erschien, zogen sich Brigit und Bär in ihre Höhle zurück, spürten den Sommer durchs Land ziehen

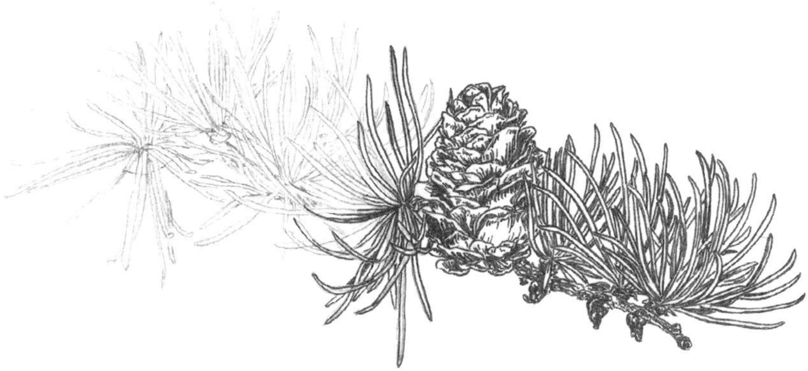

und den Herbst, spürten auch, dass Lugus sein Versprechen wahrgemacht und der Lärche seine schönsten Farben geschenkt hatte. Denn selbst wenn die Götter der Natur ruhten, so waren sie doch stets mit allem Lebendigen verbunden.

Der Novembervollmond kam, und mit ihm schliefen alle Pflanzen, bis auf die Immergrünen ein. Die letzte Nadel der Lärche war zu Boden gefallen. Nun schlief auch sie, das erste Mal seit Anbeginn der Zeit.

Brigit reiste zum Atav-glas-sklerijan, zum »Immergrünen Berg«, dem Heim der Wintergötter. Tief unter dem Berg ruhten die Seelen der Pflanzen, erholten sich, schöpften Kraft für das nächste Jahr und träumten ihre Träume.

Brigit betrat den Schlaf der Lärche und sprach mit sanfter Stimme:

»Wie geht es dir mein gutes Kind? Viele Zeitalter hast du im Winter gewacht, und nun schläfst du. Von was träumst du?«

»Es ist ungewohnt, ungewohnt friedlich. Ich schlafe nun wirklich. Meine Träume sind echte Träume, keine Gedankenspiele, die ich des Tages oft unternahm. Schön, dass du mich hier besuchst, holde Birkenfee.«

»Ich bin hier, um mit dir vom Frühling zu träumen. Denn dein Traum vom Frühling ist einem Liede gleich. Dem Lied, das ich singen werde, um dich aus deinem Winterschlaf zu holen.«

»Ach so. Heißt das, dass du einst mit allen Pflanzen, die du weckst, geträumt und so ihre Lieder erfahren hast?« »Ja, genauso war es.«

»Das finde ich sehr schön. Ich wusste das nicht, habe ich doch nie geschlafen. Die Immergrünen tragen Klänge in sich, aber keine Lieder, auf jeden Fall keine Frühlingslieder.«

Brigit streichelte die Jüngste. »Nun sieh mich, höre meine Stimme, ich bin der Frühling, ich werde dich wecken. Träume deinen Traum vom Erwachen.« Sie begann zu singen, eine uralte Melodie, ihre Melodie, die Melodie des Frühlings.

Die Traumbilder der Lärche erschienen, formten Töne und diese ein Lied.

Im folgenden Frühjahr vollzog sich das alljährliche melodienreiche Erwachen in der Natur. Ein neues Lied war hinzugekommen, das erste Mal seit langen Zeitaltern; das war das Lied der Lärche, die nun ihrem Wesen gleich mit zartem, lichten Grün das erste Mal erwachte.

Die Birke (*Betula pendula, B. pubensis, B. alba*)

Die Birke ist ein bis zu 30 m hoher Baum, der zur Familie der Birkengewächse gehört und den ich hier nur der Vollständigkeit halber beschreibe. Denn auch, wenn sich jemand überhaupt nicht mit Bäumen auskennt, so kann er doch zumindest die Birke mit ihrer strahlend weißen Rinde, die von schwarzen Querstreifen durchzogen ist, erkennen. An den jüngeren Ästen »trägt« sie allerdings Rot bis Gelbbraun. Ihre dreieckigen, zugespitzten Blätter haben gesägte Ränder. Die weiblichen Blüten fallen uns Menschen eher selten auf, es sind grünliche Zapfen, die zunächst aufrecht stehen und dann hängen. Augenscheinlicher und besser bekannt sind die männlichen Blüten, die als lange gelbe Kätzchen bei manch einem zwischen März und Mai Heuschnupfen verursachen. Die Birke ist ein Pionierbaum (siehe Eberesche S. 157) und daher auf Brachen, Geröllhalden, auf Waldlichtungen und in Mooren zu finden.

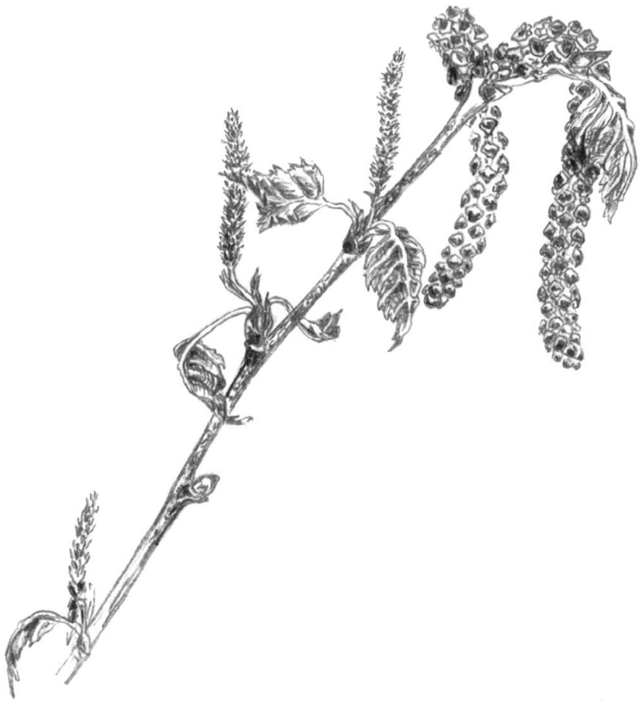

An Inhaltsstoffen schenkt sie uns allen voran Flavonoide, des weiteren Saponine, Gerb- und Bitterstoffe, Vitamin C (vor allem in der Rindeninnenseite) und ätherische Öle.

Das Beernten der Birke findet vor allem im Frühjahr statt. Die Blätter und Knospen können ab Ende März bis in den Juni gepflückt werden. Den Saft kann man nur bis in den April hinein gewinnen.

Birkensaft

Eines der lieblichsten Frühlingsgetränke, das Flora uns schenkt – so süßlich wie erfrischend.

Einen Ast von etwa 2 cm Dicke bis auf eine Länge von 10-15cm absägen. An den Stummel einen Gefrierbeutel binden, dabei aber darauf achten, dass kein Regen hineinlaufen kann. Aus einem Ast dieses Durchmessers kommen in den ersten Tagen 2-3 Liter Saft, das heißt, es wäre gut, den Beutel zweimal täglich zu leeren. Diese Menge verringert sich nach etwa fünf Tagen, bis die Wunde schließlich spätestens nach zwei Wochen verschlossen sein wird. Damit die Astwunde am Baum vollständig ausheilen kann, sprich, dass der Baum sie mit seiner Rinde überwalmt, müsst ihr am besten im Sommer den Aststummel bis auf den nächstgrößeren Ast oder den Stamm zurückschneiden, das heißt, es darf kein Stummel zurückbleiben, sonst kann es zum »Einfaulen« in den Stamm kommen. (Grundregel bei aller Baumpflege: Keine Stummel stehenlassen!)

Den meisten Ertrag erhält man, wenn man zu Neumond (März) mit der Safternte beginnt. Mit dem zunehmenden Mond steigen die Säfte in den Pflanzen, und die Birke treibt mehr Flüssigkeit in ihre Äste.

Auch wenn die Ernte auf diese Weise etwas umständlicher ist, da man zu einem Ast klettern muss, so ist sie mir lieber als das Anbohren des Stammes, bei dem es sehr viel leichter zu Infektionen beim Baum kommen kann.

Als Kur sollten mindestens zwei Tassen täglich getrunken werden. Saft kühl lagern, sonst hat man Birkenwein.

- Hilft bei hartnäckigen Hautunreinheiten, geschwollenen Gliedern
- Gegen Vitamin C-Mangelerkrankungen

Blätter-Tee

Infus aus 2 EL auf 1/2 Liter, 2-3 mal täglich eine Tasse

- Nierenanregend, harntreibend, schwemmt Nierensteine aus, hilft bei Ödemen (Wassereinlagerungen)
- Hilft bei hartnäckigen Harnwegsentzündungen
- Gegen Gicht, Rheuma
- Leicht milchbildend
- Leichte antidepressive Wirkung

Tee für äußere Anwendung

Kompresse mit einem Infus aus 2 EL auf 1/4 Liter
Teilbad mit einem Infus aus 2 Handvoll auf 5 Liter

- Hilft bei Rheuma, Gicht
- Wundheilend
- Anzuwenden bei Hautausschlägen und Fußschweiß

Haarwasser

Infus aus 5 EL auf 2 Liter

- Haarausfall
- Schuppen
- Fettiges Haar

Gesichtswasser

2/3 Saft mit 1/3 70 % Alkohol mischen und möglichst kühl und dunkel lagern. Ist der Saft frisch, kann dieser auch pur aufgetragen werden, der Alkohol dient nur zum Konservieren.

- Gegen Ausschlag
- Schlecht heilende Wunden

Über die Birke

Wie bereits erwähnt, ist die Birke die pflanzliche Erscheinung der keltischen Frühlingsgöttin Brigit, die die Natur mit ihrem Gefährten, dem Bären, zu neuem Leben erweckt. Dafür dankte man ihr, gemeinsam mit der Fichte (siehe S. 109), indem man sie als Maibaum aufstellte oder auf die Spitze des Fichtenstamms setzte. Wer sie betrachtet – mit ihrer schönen weißen Rinde – kann gar nicht umhin, in ihr Reinheit, Tugend und Neubeginn zu erkennen. Im Brauchtum spiegelten sich diese Ansichten darin wider, dass man mit ihr allerlei Ungezieferzauber betrieb, mit ihren Ruten Mensch und Tier erquickte und sie auch als Schutz gegen Gewitter, Blitz und Hexenfluch einsetzte. Verlorene Manneskraft sollte ebenfalls wieder erwachen, wenn der Betroffene auf einen Birkenkranz urinierte.

Auf allen Kontinenten nutzte man auch die stark teerhaltige und somit über lange Zeit wasserabweisende Rinde, um damit Dächer zu decken, Gefäße und sogar Schuhe, Kanus und Regenschutzkleidung zu fertigen.

Vor allem im eurasischen Norden, dort wo neben Kiefern und Lärchen vor allem Birken wachsen, war sie die Weltenachse, das verbindende Element von Erde und Himmel. Sie war die Leiter in die Welt der Geister, und noch bis ins 19. Jahrhundert hinein war es in Sibirien ein schamanisches Initiationsritual, eine besonders hohe Birke bis zum Wipfel zu erklimmen.

Kerzen ziehen oder rollen

Das Herstellen von Kerzen ist zwar kein Pflanzenbrauch, auch wenn die Bienen das »Basismaterial« für ihre Wachsdrüse aus pflanzlicher Nahrung gewinnen, es ist aber eine zum Festtag außerordentlich gut passende Beschäftigung.

Kerzen zu rollen ist ganz einfach. Dazu müsst ihr nur Wachsplatten und einen Docht im Bastelladen kaufen, beides auf die gewünschte Größe ablängen und einrollen.

Sehr viel schöner und besinnlicher, aber auch etwas aufwendiger, ist das Kerzenziehen. Dazu eine größere Menge Bienenwachs in einem möglichst schmalen Topf erhitzen, bis es flüssig ist, und im flüssigen Zustand halten. Den Kerzendocht, etwa 20 cm lang (aus dem Bastelladen), an ein kleines Stück Holz binden.

Damit das Wachs am Docht zu einer Kerze heranwächst, taucht man den Docht kurz ins heiße Wachs, lässt dieses festwerden und wiederholt das Eintauchen bis die Kerze ihre gewünschte Dicke hat.

Wird die wachsende Kerze zu lange getaucht, schmilzt das bereits angesammelte Wachs wieder, daher nur kurz eintauchen.

Wenn man diese schöne Tätigkeit im Wald mit Kindern durchführen möchte, definiert man eine kleine Runde, die die Kinder nach dem Eintauchen gehen sollen, bevor sie sich wieder in der Reihe anstellen. So vermeidet man langweiliges Anstehen mit möglichem Gedrängel und gibt dem Wachs genügend Zeit zum Aushärten.

Birkenbesen binden zum Auskehren alles Alten – für einen guten Neubeginn

Die magische Kraft eines Birkenbesens, alles Schlechte auszukehren, fällt traditionell nicht auf Lichtmess. Es waren die Birkenreiser, die im Mai geschnitten und zu Pfingsten gesegnet wurden, denen man diese Fähigkeit zuschrieb. Ungeziefer war schlecht und galt als Teufelsbrut. Da vieles im Brauchtum lebensnahe, praktische Wurzeln hat, kann man annehmen, dass die Reiser, die im Mai geschnitten wurden, einen höheren Teeranteil hatten, stabiler waren oder ähnliches, um gegen das Ungeziefer anzukommen. Nichtsdestotrotz finde ich den Birkenbesen zu Imbolc ein schönes Ritual, um sich mit dieser Zeit auseinanderzusetzen.

Material (diese Angaben sind für einen »ausgewachsenen« Besen, als Aktion im Kindergarten kann man die Größe reduzieren): etwa 60 Birkenruten ungefähr 80 cm lang, Draht oder reißfeste Schnur, Holzstock oder -stiel etwa 1,5 m lang

1. Die Ruten auf etwa 80cm Länge schneiden.
2. Ruten bündeln und an zwei Stellen, vom Stiel aus nach 10 cm und nach 20 cm fest zusammenbinden oder drahten.
3. Den Holzstock am Ende in einer Länge von 30cm langsam auslaufend zuspitzen oder von einer Seite anschrägen.
4. Den Stock so tief wie es geht in das fest zusammengebundene Reisigbündel stecken.

Bärentatzen

2 Eiweiß mit 200 g Zucker schaumig schlagen, 1 El Kakao und 200g Kokosflocken unterheben. Die Masse mit 2 Teelöffeln in Häufchen aufs Blech geben und Rosinen, wie Krallen hinzufügen (wahlweise auch Dattelstifte oder Schokostücke in passender Form) und 20-30 Minuten bei etwa 110 Grad backen.

Wunschrinde

Mit dem erwachten Frühling erwachen auch so manche schlummernden Träume, Sehnsüchte und Wünsche. Die Birke ist nicht nur der Baum der Frühlingsgöttin, sondern hat auch diese wunderschöne weiße Rinde, die man wie Papier beschreiben und bemalen kann.

Sammelt euch Rindenstücke und nutzt sie, um in Schrift oder Symbolen eure Wünsche und Träume daraufzuschreiben. An einer Birke hängend könnt ihr sie nun dem erwachten Frühling – dem Neubeginn – übergeben.

Wie für euch im Privaten, so lässt sich dieses Ritual auch wunderbar im Kindergarten-Alltag umsetzten.

Mysterienspiel im Waldkindergarten

In meinem alten Erlanger Waldkindergarten, den »Pfifferlingen«, haben wir damals ein kleines Mysterienspiel etabliert, das auch heute noch – mehr als zehn Jahre später – gemeinsam mit den Eltern gefeiert wird. Es gibt verschiedene Rollen: Brigit, den Bären, die Frühlingsblüher und die Sonnenstrahlen. Die Kinder sitzen im Kreis und stellen sich schlafend. Zunächst erwachen die Sonnenstrahlen und wiegen sich zur Musik, dann erwachen Bär und Brigit, die ihrerseits nacheinander die vielen Frühlingsblüher wecken, um dann gemeinsam einen kleinen kurzen Kreistanz aufzuführen.

Eltern, Kinder und Erzieher freuen sich jedes Jahr auf dieses Fest. Besonders rührend war zu beobachten, wie sich die Kleinsten schon freuten, in drei Jahren auch einmal Brigit oder der Bär sein zu dürfen.

Frühlings-Tagundnachtgleiche – Mariä Verkündung

Nun ist es soweit, der Tag wird länger als die Nacht, die Sonne ist vollkommen erwacht. Wie die Wintersonnwende bei Morrigan und Samhain, so beschreibt die Tagundnachtgleiche den Höhepunkt der Regentschaft der Frühlingsgötter. Nun haben sie sich zu ihrer vollen Kraft entfaltet, überall sprießt es in kräftigem Grün, und wenn wir Menschen und die Tiere dieses frische Grün essen, durchströmt auch uns die volle und reine Kraft des Frühlings.

Für die Christen ist heute Mariä Verkündung, der Tag, an dem ihr ein Engel erschien und ihr mitteilt, dass sie die Mutter Gottes werden würde. Die Kirche wollte die frühe Übersetzung »Jungfräulichkeit« nicht anderweitig verstehen. Dabei sprechen und sprachen sehr viele Bibelgelehrte von der »Reinheit der Seele«, die Maria in sich trug, nicht etwa, dass sie ohne Geschlechtsverkehr schwanger wurde. Durch die Reinheit ihres Geistes und ihrer Seele konnte sie das göttliche Kind empfangen. Also auch hier ist im Christentum das Reine* als solches ein zentrales Thema dieses Feiertags.

Es gibt im übrigen eine nicht enden wollende Parallele zwischen dem Marienkult und den Bräuchen der keltischen/germanischen Muttergöttinnen. Ähnlich wie bei den Feiertagen, wurde die christliche Auslegung über die heidnische gelegt. Grundsätzlich bedauernswert, aber wahrscheinlich ein großes Glück für uns Menschen von heute, denn so können wir viele Bräuche aus der vorchristlichen Zeit rekonstruieren und feiern.

Birkenpeeling –eine »neue Haut«

Aus Birkenknospen und -kätzchen (Ersatzweise kann man auch feine Nadelholzspäne verwenden, diese haben eine durchblutungsfördernde Wirkung.)

Zutaten: 1-2 Handvoll Knospen, Kätzchen und junge Blätter der Birke, 50g Quark, 2-3 El Olivenöl

* An diesem Festtag geht es um die Reinheit der Seele, wohingegen bei Maria Lichtmess die Reinheit des Körpers im Vordergrund steht.

1. Knospen, Kätzchen und Blätter mit einem Mörser sehr fein zerreiben (falls kein Mörser zur Hand, kann man es auch mit einem Nudelholz oder einer kleinen Kaffeemühle probieren).
2. Das »Pflanzenmehl« nun mit dem Quark und dem Öl vermischen.
3. Die Haut damit sanft einmassieren, kurz einwirken lassen und abduschen.
4. Das Birkenpeeling wirkt erfrischend, regenerierend und (über die Haut) ausleitend.

Birkensaft
Siehe Birkenportrait

Sonnenlicht anzünden (*Waldkindergarten*)
Da das Licht der Sonne nun in seiner vollen Kraft zurückgekehrt ist, kann man dies auf ganz einfache und liebevolle Weise symbolisieren. Jedes Kind darf auf einem quadratisch ausgeschnittenen Papier mit einem gelben Kreis in der Mitte einen Sonnenstrahl aufmalen – hier wäre es schön und passend, selbstgemachte gelbe Pflanzentinte (siehe S. 168) zu verwenden. Ist das Kunstwerk fertig, kann man noch eine gelbe Kerze – vielleicht eine, die man zu Imbolc hergestellt hat – in die Mitte stellen und anzünden.

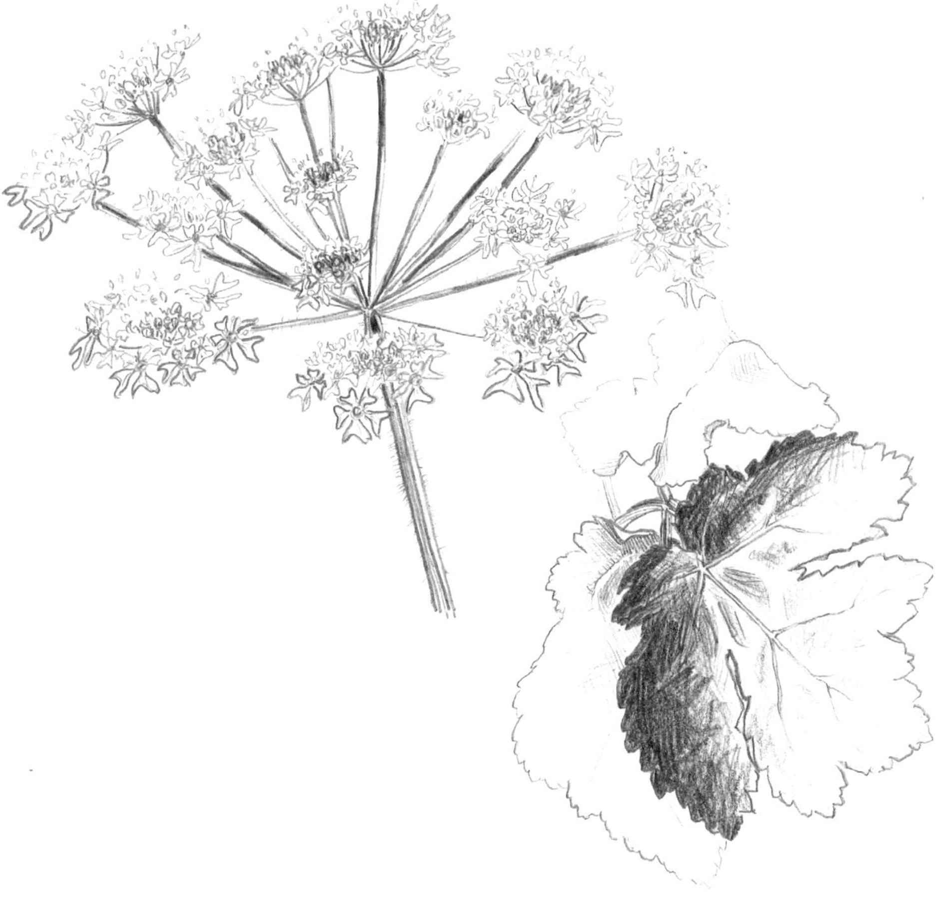

Der Bärenklau (*Heracleum sphondylium*)

Der Barenklau ist eine bis zu 1,5 m hohe zwei-oder mehrjährige Pflanze aus der Familie der Doldenblütler. Er mag Fettwiesen, Weg-, Wald- und Heckenränder, ist aber auch an Ufern und in Auwäldern zu finden. Reichhaltige Stickstoffdüngung fördert sein Wachstum und sein Vorkommen. An seinem hohlen, kantigen gefurchten Stengel finden sich 1-2fach gefiederte borstig behaarte Blätter mit teils tief gelappten oder grob gezähnten Abschnitten an teils rötlich gefärbten Blattstielen. Seine weißen Dolden haben vergrößerte äußere Kronblätter und blühen von Mai bis Oktober.

Der Bärenklau enthält Bitterstoffe, Furanocumarine, ätherische Öle, Zucker (bis zu 10 %), verschiedene Fettsäuren, Vitamine (Provitamin A, Vitamin C, B1) und reichlich Mineralstoffe (Kalzium, Magnesium, Kalium, Eisen).

Die Blätter könnt ihr während seiner Vegetationszeit bis in den September hinein ernten, die Wurzel von März bis April oder dann wieder im Herbst von Oktober bis November, die Samen reifen zwischen September und Oktober.

Wurzel-Tee

Infus aus 2 EL auf 1l Wasser, 2-4 Tassen täglich

- Hilft bei Verdauungsstörungen, Blähungen, Durchfall
- Harntreibend
- Hilft bei Blasenentzündung und Nierensteinen
- Schleimlösend
- Antibakteriell
- Krampflösend (Der Bärenklau wurde schon in der Antike und bei den Indianern Nordamerikas als Mittel gegen Epilepsie verwendet.)
- Beruhigend und trotzdem anregend
- Stärkend, regenerierend
- Blutdrucksenkend
- Aphrodisierend

Frischkrautauflage aus Blatt und/oder Wurzel

Siehe Grundrezepte S. 141

- Hilft bei Furunkeln, Geschwüren, Abszessen
- gegen Juckreiz und Schwellung bei Insektenstichen

Seit dem 16 Jahrhundert wird der Bärenklau in der heilkundlichen Literatur als Aphrodisiakum gelobt; witzigerweise, um das ewige Klischee zu bedienen, vor allem in der französischen. Seine Wirkung diesbezüglich ist allerdings nicht von der Hand zu weisen, da die Früchte das sogenannte Octanol enthalten, das gefäßerweiternd und damit auch durchblutungsfördernd ist, außerdem findet sich in der Wurzel ein dem Testosteron ähnlicher Wirkstoff.

Samen-Tee

Infus aus 20-30g Samen auf 1 Liter Wasser, 3 Tassen täglich

- Gegen Impotenz des Mannes
- Gegen Frigidität der Frau

Weinansatz (nach Marie Caillard-Lelong)

30-40g Samen und Wurzeln auf 250 ml 40% Alkohol für 1 Monat ansetzen, danach 750ml Weißwein hinzufügen und noch einmal für 7 Tage ziehen lassen, anschließend abfiltern – vor dem Essen 1 kleines Weinglas zu sich nehmen

- Aphrodisierend

Hand-Fußbad (nach Maurice Méssegué)

Infus aus 2 Handvoll frischen Blättern und Wurzeln auf 1l Wasser, zweimal täglich Hände und Füße darin baden

- Gegen Impotenz des Mannes
- Gegen Frigidität der Frau

Über den Bärenklau

Mythen und Sagen im Zusammenhang mit dem Bärenklau gibt es nicht zu erzählen, vielleicht sind sie schon vergessen. Was man noch weiß, ist, dass er wegen seines hohen Zuckergehalts vor allem auf der Nordhalbkugel genutzt wurde und wird, um Süßigkeiten und Alkohol herzustellen. In Russland heißt ein Schnaps aus Bärenklau »Raka«, im nördlichen Asien wurde ein Bier aus ihm gebraut. Der französische Kräuterheiler Mésségue beschreibt, wie er als Kind die Stengel aufgeschnitten und an die Sonne gelegt hat; die daraufhin auskristallisierten Zuckertropfen waren eine feine Süßigkeit. Man nutzte den Doldenblütler auch, um kleine Flöten aus dem hohlen Stengeln herzustellen, dies spiegelt sich auch in seinem volkstümlichen Namen »Flöteblum« wider. Ansonsten trug er viele Namen, die darauf hinweisen, dass er ein kräftigendes Viehfutter war – stärkend wie die Kraft des botanischen Namenpatrons Hercules oder des Bären, nicht nur für das Vieh, sondern auch für den Menschen. Weitere Tier-Assoziationen durch das Aussehen der jungen Blätter zeigen die alten Namen »Wolfsklaue«, »Hasenfuß«, »Krähenfuß«.

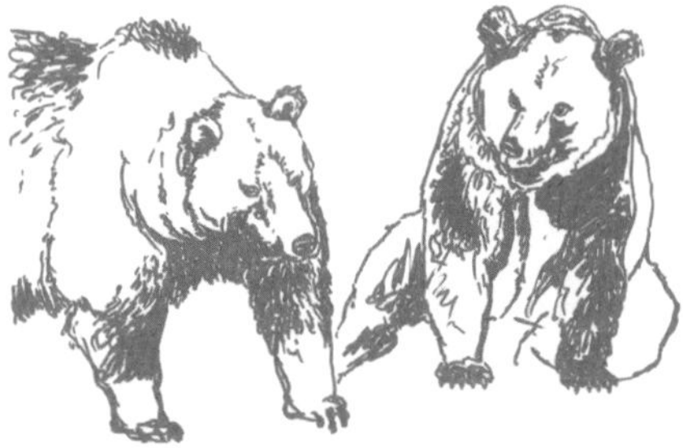

Bärengefolge

In einer Zeit vor unserer Zeit weckten die Frühlingsgötter Brigit und Bär die Natur. Wobei manche Pflanzen zwar durch Brigits Gesang geweckt wurden, aber so richtig wach erst durch des Bären Brummen. Der Bär seinerseits brummte zwar schon seit Imbolc, dem Februarvollmond, aber eher etwas verschlafen. Erst zur Frühlings-Tagundnachtgleichen kam er in seine volle Kraft. Dann wurde sein tiefes kräftiges Brummen sogar noch von dem Summen der Bienen begleitet. Wer wen munter gemacht hatte, wusste selbst in den altvorderen Tagen schon niemand mehr zu sagen.

So wurde durch das Brummen zum Beispiel Bärenklau, Bärlauch, Bärwurz, Bärenschote, Bärentraube und die Klette, die ihren »Bären« nur noch im Namen der Gelehrten trägt, wach und konnten auch den Menschenkindern all ihre Kraft schenken. Es gab aber auch Pflanzen, deren Namen nicht verrieten, dass sie dem Brummen des Bären folgten und voll von des Frühlingsgottes Kraft waren, so wie der große Ampfer,* der Löwenzahn, die Brennnessel und die Wilde Möhre.

Ganz leise muss man werden, die Augen schließen und jeden Gedanken ziehen lassen, denn auch diese können schrecklich laut sein, und dann kann man es hören, auch heute noch: Da brummt ein »grüner Gesell« oder er singt eine Melodie. Wenn er brummt, wird er erst so richtig durch den Bären wach. Und ist es dann so weit, verschenkt er des Bären Kraft.

* Korrekte Bezeichnung »Stumpfblättriger Ampfer«

Das Gänseblümchen (*Bellis perennis*)

Wie schon bei der Birke, so ist es auch mit dem Gänseblümchen: Es ist eine Pflanze, die wohl jeder kennt und erkennt. Dennoch, der Vollständigkeit halber, hier ein kurzer botanischer Steckbrief. Das Gänseblümchen ist eine 2-15cm hohe Staude aus der Familie der Korbblütler. Die Blätter, die in einer Grundrosette angeordnet sind, haben eine spatelige Form und gekerbte Ränder. Die Blüten sitzen auf einzelnstehenden, behaarten Stielen und haben weiße Strahlenblätter, die oft rötlich auslaufen. Die Scheibenblüten sind gelb. Der Artname »perennis« (ausdauernd) bezieht sich zwar auf Standorttreue und Wuchsfestigkeit, man könnte ihn aber auch auf das Blühverhalten beziehen, denn unser kleines »Tausendschön« beglückt uns auf Wiesen, Grasplätzen und dem Parkrasen damit von März bis November und manchmal darüber hinaus.

An Inhaltsstoffen birgt es Saponine, Gerbstoffe, Bitterstoffe, Schleimstoffe, Mineralstoffe und Vitamin C, die ihr die gesamte Vegetationszeit in Anspruch nehmen könnt.

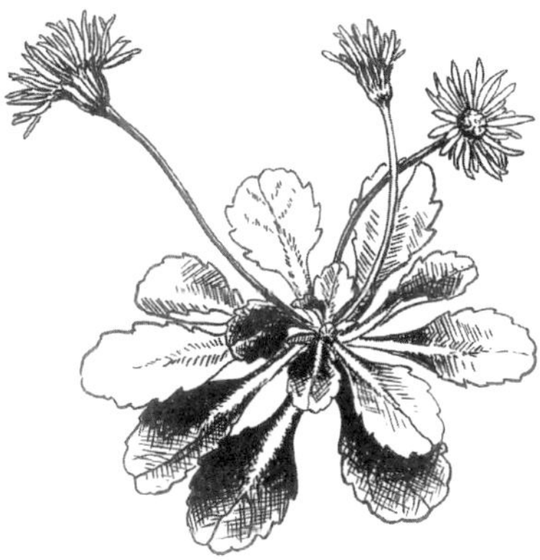

Tee

Infus aus 2-3 TL auf 1/2 Liter, 2-3 mal täglich eine Tasse

- Regt den Stoffwechsel an und fördert dadurch auch das Abheilen diverser Hautkrankheiten, auch bei Milchschorf anzuwenden
- Hilft bei festsitzendem Husten
- Fördert die Rückbildung der Gebärmutter nach der Geburt
- Appetitanregend (vor allem bei Kindern)

Sirup, Honig

Sirup: siehe Grundrezept S. 170, dreimal täglich einen TL oder direkt in einen Hustentee

Honig: Blüten und Kraut in einen flüssigen Honig geben, so dass alles schön bedeckt ist und mindestens einen Monat an der Sonne ziehen lassen.

- Zur Behandlung von Husten

Äußere Anwendung (Waschung, Frischpflanzenauflage, Salbe)

Siehe Grundrezept S. 139–141

Waschung: Infus aus 4 – 5 TL auf 1/2 Liter

- Schmerzlindernd
- Hilft bei blauen Flecken, Verstauchungen, Zerrungen
- Lindert Juckreize, auch durch Insektenstiche
- Unterstützt das Abheilen bei chronischen Hautkrankheiten und bei Milchschorf

Augenspülung

Infus aus 4 – 5 TL auf 1/2 Liter

- Zum schnelleren Abheilen von Gerstenkörnern

Gesichtsmaske (ein Rezept nach Ursel Bühring)

3 EL Gänseblümchentee mit 2 EL Kleie und 1 TL flüssigem Honig vermischen und zu einer cremigen Konsistenz quellen lassen. Tragt die Masse nun auf und lasst sie 15 Minuten einwirken. Anschließend mit lauwarmem Wasser oder Gänseblümchentee behutsam abspülen.

- Beruhigt die Haut, macht sie fein und zart (ganz so wie das Gänseblümchen selbst)

Über das Gänseblümchen

Das Gänseblümchen ist so lieblich und freundlich für Groß und Klein. Es ist eine echte Kinderblume, die Blüte wie von Kinderhand gemalt. Nicht nur, dass sich die kleinen Menschen an ihr erfreuen, tatsächlich ist es auch eine Heilpflanze für typische »Kindergeschichten«: offene, geprellte Knie, Rotznase, Milchschorf. Eine sehr interessante Verbindung liefert uns die

Homöopathie, hier wird das Gänseblümchen als Hochpotenz bei psychischen Traumata verwendet, die in der Kindheit stattgefunden haben.

Unser kleines »Maßlieblichen« hat auch eine enge Verbindung zur Sonne: Ist diese von Wolken verhangen, öffnet sich noch nicht einmal das kleine Blütenköpfchen. Die Menschen in unseren Breiten nannten es auch das Auge des Baldur, des germanischen Sonnengottes, der uns und der Natur mit seiner wärmenden Kraft Leben schenkt. Im englischen Namen wird diese Assoziation noch heute deutlich. Es heißt »Daisy«, eine Kurzform von »Day's eye« – »Tages-Auge«.

Im Marienkult war das Gänseblümchen ein Zeichen der Erlösung, des ewigen Lebens und symbolisierte Maria als die liebende Mutter und Magdalena als die liebende Sünderin, deren Tränen sich in den Blüten zeigen. Eine sehr schöne Tradition aus dem Orient ist die Blumensymbolsprache. Da ein Harem stets stark bewacht wurde, man seinem Liebsten aber Botschaften senden wollte und dieser nicht zwingend der Sultan oder ein anderer Herrscher war, wurde ein regelrechtes Codesystem an Blumen und Art und Weise den Strauß mit Bändern zu arrangieren entwickelt. Die Botschaft des Gänseblümchens lautete: »Ich möchte gerne lieb zu dir sein, liebst du mich?«

Wie man sieht, dreht sich viel um die Liebe beim Tausendschön, und wer hat noch nicht das alte Orakel: »Er liebt mich, er liebt mich nicht…« gespielt.

Ansonsten findet man im Brauchtum neben dem Orakeln allerlei Gesundheitszauber, vor allem fürs Frühjahr. So gibt es auch den Brauch: »Wenn man die ersten drei Gänseblümchen, die man im Jahr findet, vom Boden weg isst, so verheißt das einem: Gesundheit für das ganze Jahr. Aber es ist dabei wichtig, dass man sie nicht pflückt, um sie zu essen.« Auch als Bestandteil der »Gründonnerstagssuppe« (siehe S. 91) spielte sie eine Rolle im kraftspendenden Frühlingsreigen.

Nun noch die Herleitung zum Namen »Gänseblümchen«. Die Kleine braucht zum Wachsen und Blühen einen kurzen Rasen, in hohen Wiesen verschwindet sie, und diesen pflegten ihr die Gänse, die fleißig das hohe Gras weideten, so dass die Kleine gedeihen und zur Sonne blicken kann. Der Verbindung zur Gans deutet aber auch darauf hin, dass es eine Pflanze von hohem Wert und langer Tradition war (siehe Beifuß S. 24).

Frühlingszeit

Birkenknospensirup
Etwa 4 Hände (Erwachsenenhände) voll Knospen und junger Blätter mit 3-4 geviertelten Zitronen in ein Gefäß geben. 1,5 Liter Wasser mit 1 kg Zucker aufkochen und darübergeben. Das Ganze 5 Tage an einem kühlen Ort ziehen lassen, fertig. Soll der Sirup für mehr als 3 Monate konserviert werden, dann nochmals abkochen und in sterilisierte Flaschen füllen. Wirkung ähnlich dem Birkensaft.

Samen wachsen sehen
Samen in ein mit Erde gefülltes Glas stecken und beim Wachsen zuschauen. Mit dem Gießen aber nicht übertreiben, da das Glas ja keinen Abfluss hat.

Blättertinte
Siehe die Rezepte für Pflanzentinten auf S. 168.

Osterzeit

Das Osterfest ist das zentrale Fest des Christentums. – Jesus ist wieder auferstanden, er hat den Tod für uns Menschen überwunden, er, »das Licht der Welt«, ist zurückgekehrt.

Neben der Wiederauferstehung verdeutlicht Ostern das zentrale Thema der christlichen Lehre: die Liebe. Ich spreche hier nicht von der Kirchengeschichte oder -auslegung, sondern von der zentralen Aussage Jesu, eine bedingungslose Annahme und Liebe zu allem Lebendigen, zu allen Außenseitern, ganz gleich, ob kriminell, krank, bettelnd oder sich prostituierend. Für mich ist Ostern ein Fest des Lichts und der Liebe, und es fällt in eine Zeit, in der uns die Natur damit in einem Übermaß beschenkt. Wie stark das christliche Fest naturreligiös geprägt ist, wird deutlich, wenn man die Terminwahl betrachtet, findet Ostern doch am ersten Sonntag nach dem Vollmond statt, der auf die Tagundnachtgleiche folgt, also orientiert an einem keltischen Hochfeiertag und dem Vollmond.

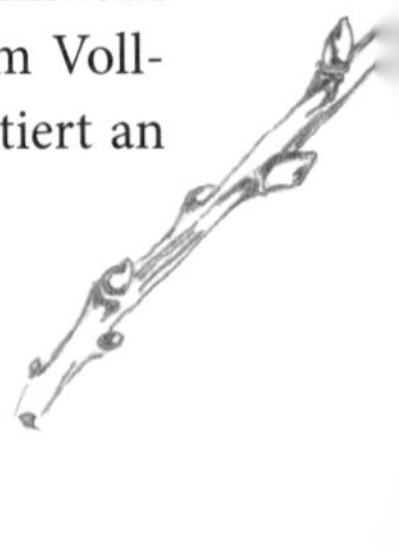

Der Name Ostern leitet sich von der angelsächsischen Frühlingsgöttin Eostre ab. Außer zwei Erwähnungen in mittelalterlichen Schriften taucht der Name, geschweige denn eine Kulthandlung, nicht auf. Daher ist es anzunehmen, dass sie eine regionale Göttin war (derer es viele gab). Übrigens haben nur Großbritannien und Deutschland dieses Hochfest nach der heidnischen Göttin benannt. In allen anderen europäischen Ländern lehnt sich der Name an das jüdische Passah-Fest an.

Die Weide (*Salix*)

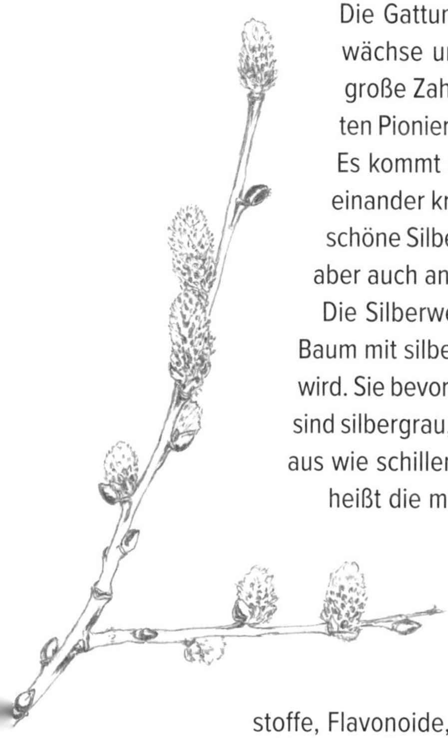

Die Gattung Salix gehört zur Familie der Weidengewächse und umfasst allein in unseren Breiten eine große Zahl an Mitgliedern, die alle zu den sogenannten Pioniergehölzen gehören (siehe Eberesche S. 157). Es kommt hinzu, dass sich Weiden sehr gerne untereinander kreuzen. Die hier beschriebene Weide ist die schöne Silberweide. In Bezug auf die Heilkunde können aber auch andere Weidenarten genutzt werden.

Die Silberweide (*Salix alba*) ist ein bis zu 25 m hoher Baum mit silbern-brauner Rinde, die im Alter stark borkig wird. Sie bevorzugt Uferbereiche und Auwälder. Die Blätter sind silbergrau, lanzettlich geformt und sehen im Wind fast aus wie schillernde Federn. Weiden sind zweihäusig, das heißt die männlichen Blüten, gelbe Kätzchen, und die weiblichen Blüten, grüne Kätzchen, befinden sich auf unterschiedlichen Bäumen. Blütezeit ist, je nach Winterverlauf, im März. Die Hauptinhaltsstoffe der Weide sind Gerbstoffe, Flavonoide, Glycoside, Enzyme und Salicin. Salicin ist die pflanzliche »Grundlage« der Salicylsäure, des Wirkstoffs von Aspirin.

Für die heilkundlichen Zwecke erntet ihr die Rinde am besten im Frühjahr, auch der Herbst eignet sich dazu. Die Blätter hingegen sollten bis Juli gesammelt sein.

Rindentee

Dekokt aus 2 TL auf 1/2 Liter, 2-3mal täglich 1 Tasse – die Wirkung entfaltet sich nach 2-3 Stunden (Dauer der Resorption im Magen), hält dann für etwa 12 Stunden an

- Fiebersenkend, schweißtreibend
- Lindert chronische Schmerzen wie die von Rheuma, Gicht, Gelenkverschleiß

Gurgelwasser

Dekokt aus 2 TL Rinde auf 1/4l
Infus aus 4TL Blätter auf 1/4l, jeweils 3mal täglich gurgeln.

- Mandelentzündung
- Zahnfleischbluten

Frischpflanzenauflage (Blätter, Rindeninnenseite)

Siehe Grundrezept S. 141

- Blutende Wunden

Kompresse, Salbe aus Rinde oder Blätter

Siehe Grundrezept S. 139–141
Bei längerer Anwendung solltet ihr darauf achten, die Haut an den betroffenen Stellen einzufetten. Bei Hauterkrankungen sollte die äußere Anwendung im Wochenrhythmus durchgeführt werden, das heißt eine Woche Anwendung, eine Woche Pause und so weiter.

- Hilft bei Ekzemen, Hautpilzen, Fußschweiß
- Lindert Schmerzen durch Rheuma, Gicht, Gelenkverschleiß

Über die Weide

Weiden sind bis auf Australien, Ozeanien weltweit heimisch. Im eurasischen Kulturraum lässt sich eine kulturübergreifende Ähnlichkeit in der Bedeutung, in der Sicht auf die Pflanze erkennen. Bei der Weide ist es ihre Bedeutung als Baum des Lebens, des Todes, der Schwelle und der Poesie. Die Lyra, das Instrument des großen Sängers Orpheus aus der griechischen Mythologie, der unter diesen rauschenden Bäumen aufwuchs, war aus der

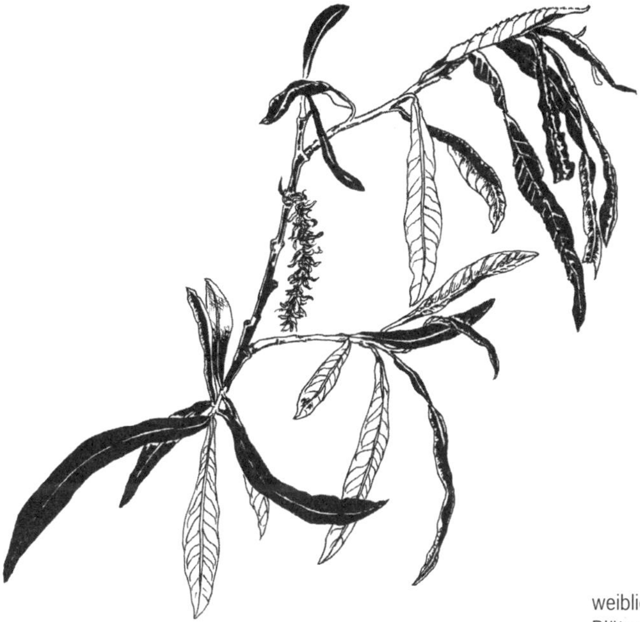

weiblicher
Blütenast

Weide gefertigt, ebenso die heiligen Instrumente der keltischen Barden.* Auch bekundete man den Abschied der Liebe oder eine unglückliche Liebe mit einem Weidenkranz. Wenn die Liebe stirbt, überschreitet sie die Schwelle in den »Tod«. Der Eingang ins griechische Totenreich war gesäumt von ihnen. Auch Hekate, die einstige Göttin der Wegkreuzungen,** hatte die Weide als Insignie. Und in unseren Breiten war es der germanische Gott Widar, der zurückgezogen vom »Asgard-Trubel« in einer von Weiden umstandenen Hütte lebte, der den Übergang von dem einen ins andere Zeitalter begleitet.*** Die Verknüpfung der Weide mit dem Tod lässt sich an

* Die älteste noch existente irische Harfe stammt aus dem 12. Jahrhundert.

** Die »Hexenattribute« dieser griechischen Mythengestalt entwickelten sich erst im Laufe der Zeit.

*** Widar trug eine große Ruhe und einen großen Frieden in sich, er überlebte Ragnarök, die Götterdämmerung, erschlug den Fenriswolf und baute die neue, geläuterte Welt mit auf.

diversen Bräuchen erkennen, Bräuche, die davon erzählen wie Hexen Menschen mit Weidenruten zur Strecke bringen, dass in manchen Gegenden das Vieh nicht mit Weidenruten berührt werden darf, da es sonst stirbt, oder etwa die Interpretation der knackenden, manchmal fast stöhnenden Laute, die von den Ästen der Weide ausgehen. Im polnischen Galizien waren dafür die ungetauft verstorbenen Kinder verantwortlich, deren verdammte Seelen auf den Ästen saßen. Doch nun zurück ins Leben, denn anderswo war die Weide eine Quickrute (siehe Eberesche S. 157), in Asien war sie verbunden mit Kuan-yin, Göttin der Barmherzigkeit, die den Nektar des Lebens versprenkelt. Aus einem Stammstück kann sie neu austreiben, ebenso, wenn man einjährige Äste in die Erde steckt. Sie nahm den Menschen auch so manche Krankheit ab durch magische Rituale, und nicht zu vergessen ihre große Rolle im Handwerk. Man nutzte die Rinde zum Gerben, flechtet auch heute noch Körbe aus den Zweigen, nutzte sie im Weinbau, zum Hausbau* und stellte Bootstaue aus ihr her.

Palmbuschen binden

Wie so häufig im Brauchtum, gab es auch bei der Zusammensetzung des Palmbuschens regionale Unterschiede. In der folgenden Geschichte erfahrt ihr eine dieser Zusammensetzungen.

Im christlichen Kirchenjahr wird am Palmsonntag der Einzug Jesu nach Jerusalem zum Passah-Fest gefeiert. Palm und Weidenzweige wurden ihm, dem »König der Juden«, zu Füßen gelegt. In Erinnerung an dieses Ereignis werden bis heute Palmbuschen gebunden und in der Kirche geweiht.

Die Tradition des Kräuterbuschen ist allerdings älter als das Christentum. Zusammensetzungen variierten (wie auch heute noch) je nach Festtag. So lässt sich erkennen, dass der Palm von ausleitenden Pflanzen dominiert wird, der Mariä Himmelfahrt-Buschen hingegen von Frauenheilkräutern.

** Die Ausfachung der Fachwerkgebäude war meist aus vielen Weidenquerstreben die mit Lehm verputzt wurden.

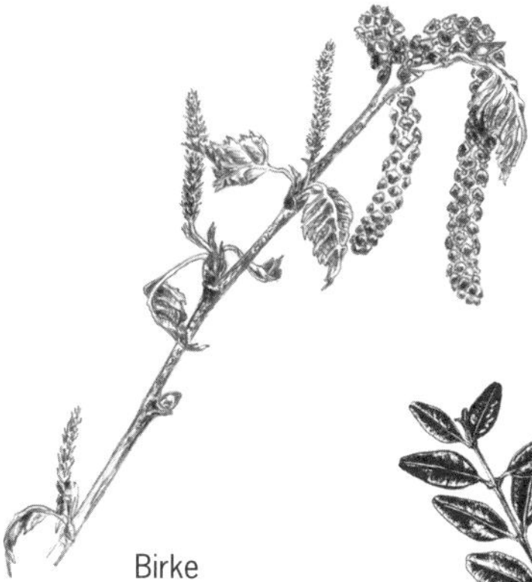

Birke

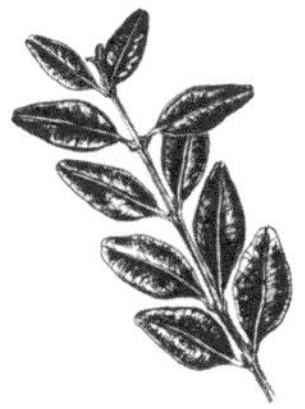

Buchs

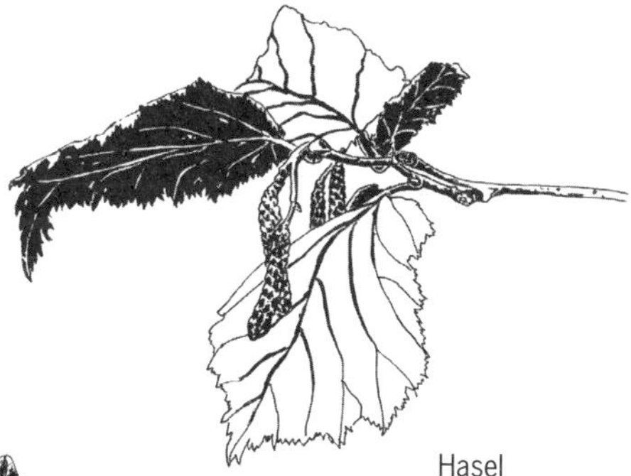

Hasel

Es ist ein schönes Ritual am Palmsonntag (oder im Waldkindergarten bereits am Freitag zuvor) in Wald und Flur zu gehen, um die Äste der verschiedenen Bäume zu schneiden und dem Frühling zu danken, dass er die Sonne nun so stark gemacht hat.

Palmbuschen

In einer Zeit vor unserer Zeit hatten die Menschen die Birkenfee und den Bären bereits mit allen Ehren willkommen geheißen. Bald würde sich die Nacht zurückziehen und den Tag regieren lassen, und mit ihm würde das Sonnenkind in seiner ganzen Pracht erstrahlen. Dieser Zeitpunkt, die Tagundnachtgleiche im März, wurde seit jeher sehnlichst erwartet und gefeiert.

Zartes Grün regte sich, so zart wie die ersten Sonnenstrahlen im Frühling, Pflanzen begannen zu wachsen und schenkten Mensch und Tier neue Nahrung.

Unter das muntere Vogelgezwitscher mischte sich glockenklar die schöne Stimme der Brigit. Für jede Pflanze kannte sie ein eigenes Lied, das die Schlafenden aus ihren stillen Winterträumen weckte, und der Bär wärmte während der kalten Märznächte das wiedererwachte Grün in seinem dichten Fell.

Die Menschen empfanden eine tiefe Dankbarkeit, denn am Ende des Winters waren die Vorräte knapp geworden, und jede neue Nahrung aus der Natur spendete Kraft für das kommende Jahr.

Wie bereits gesagt, feierten die Menschen zu Ehren der Frühlingsgötter so manch ein Fest. Man feierte zum Beispiel ein Willkommensfest am Vollmond im Februar oder die Tagundnachtgleiche. Doch bisher hatten die Menschen noch kein Fest gefeiert, um den beiden ihre Dankbarkeit zu zeigen, so wie sie es zum Beispiel am Erntedankfest im Herbst taten. Also beschlossen sie kurzerhand, noch ein Fest zu feiern, größer und prächtiger als all die anderen im Frühling. Die Ehrengäste sollten Brigit und Bär sein, der Anlass ihre wunderbaren Taten.

Man setzte das Datum auf den ersten Vollmond nach der Tagundnachtgleiche. Nun mussten nur noch die Ehrengäste eingeladen werden. Aber das war gar nicht so einfach, denn die beiden waren eifrig beschäftigt.

Einmal hier und einmal dort gesehen. Doch war es nur eine Birke oder war es Brigit selber, in weißem Gewand und lichter Gestalt?

Einmal hier und einmal dort gehört. Doch war es nur ein Zwitschern oder war es ihr lieblicher Gesang?

Auch der Bär war in dieser Zeit nur schwer zu finden. Mit Brummen und Wärmen beschäftigt, zog er unermüdlich durch Unterholz und Wald.

Doch dann endlich: An der Tagundnachtgleiche gönnten sich die beiden Götter etwas Ruhe, und die Menschen aus dem Dorf konnten sie vor der großen Bärenhöhle antreffen.

Der Dorfälteste trat vor und sprach:

»Holde Birkenfee Brigit und starker Bär. Euch zu Ehren wollen wir ein Fest feiern. Nach einem langen Winter weckt ihr die Natur und schenkt uns Menschen neue Nahrung. Das wollen wir feiern, mit euch als unsere Ehrengäste. Im Schein des nächsten Vollmonds wollen wir mit euch tanzen, lachen und die Sorgen und Entbehrungen des Winters vergessen.«

Bär und Brigit waren gerührt. Gerne wollten sie mit den Menschen feiern, doch Brigit wurde auf einmal betrübt:

»Wie ein Farbenrausch erfüllt ein Fest mit Tanzen und Lachen die Luft und die Sinne, doch euer Ehrengast hat nichts außer seinem einfachen, weißen Gewand. Was soll ich zu eurem Fest nur tragen, Zeit habe ich bis zum Vollmond keine mehr, um mir aus den Farben der Frühlingsboten ein festliches Gewand zu weben.«

Der Dorfälteste sprach daraufhin:

»Holde Birkenfee, für das menschliche Auge bist du so voll feierlicher Schönheit, selbst in deinem einfachen Gewand. Zwar ist es bis zum Fest nicht mehr lange hin, doch uns Menschenkindern wird rechtzeitig noch etwas einfallen, das verspreche ich dir.«

Damit verabschiedeten sie sich voneinander. Bär und Brigit kehrten zu ihrer Arbeit zurück und die Menschen zu ihrem Dorf.

Noch am selben Abend wurde ein Rat der Ältesten einberufen und es entbrannte ein hitziges Gespräch darüber, wer in den verbleibenden neun Tagen ein Gewand für Brigit schneidern durfte und wie es auszusehen hatte, als zwischen den Reihen der Alten auf einmal ein kleines Mädchen auftauchte – unerlaubt natürlich. Es hatte struppiges, braunes Haar, fast wie das Fell eines Bärenjungen.

»Entschuldigung, dass ich mich hier einfach so einmische. Aber ihr seid so laut, dass ich nicht schlafen kann. Und außerdem dachte ich, ihr redet über etwas Schönes, über das Kleid für die Birkenfee. Wieso streitet ihr euch dann?«

»Das verstehst du nicht, dafür bist du noch zu jung, jetzt geh«, kam es aus mehreren Mündern zugleich. Aber diesen Satz hatte das Kind einfach schon zu oft gehört, jetzt würde sie sich nicht abwimmeln lassen!

»Verzeiht, dass ich ein bisschen gelauscht habe. Aber so kann ich wenigstens sagen, dass es da gar nichts zu verstehen gibt. Wieso machen wir ihr denn nicht alle zusammen ein Festtagsgewand. Und zwar aus dem, was uns die Natur schon geschenkt hat. Ich mag Weidenkätzchen zum Beispiel recht gerne.« Erwartungsvoll strahlte das Mädchen in den Kreis der Alten. Die Begeisterung blieb aus, nur ein missmutiges Gemurmel erhob sich. Doch der Älteste und wohl auch Weiseste im Rat murrte nicht, er schmunzelte und winkte das Kind zu sich.

»So, mein kleiner Sonnenschein, nun erzähl mir doch mal in aller Ruhe, wie genau du dir das vorgestellt hast, mit dem Kleid.« Ein bisschen schüchterner als zuvor, begann das Mädchen zu erzählen:

»Als ihr klein wart, habt ihr doch bestimmt auch aus den ersten Ästen kleine Sträuße gemacht und mit ihnen gespielt. Neulich haben meine

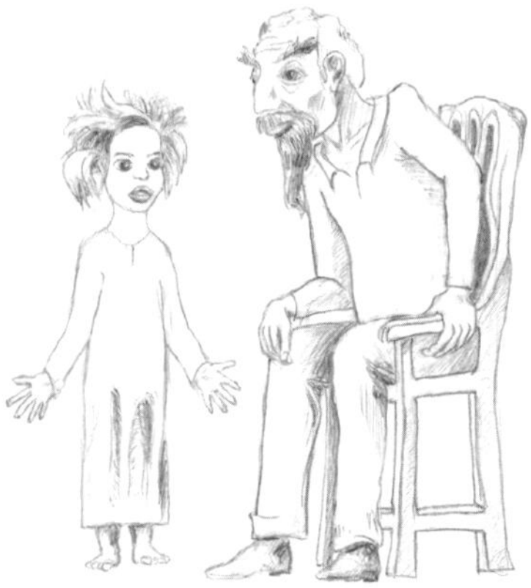

Freunde und ich an einem Tag ganz viele davon gemacht und sie um unsere Dorfbirke gehängt. Weil bei der Birke nämlich die Rinde so schön weiß ist, und da sieht man das zarte Grün viel besser. Und das sah aus wie ein Kleid. Die Brigit ist doch eine Birkenfee, und bei ihr sieht das bestimmt auch sehr schön aus. Und wenn jedes Kind ein paar Sträuße macht, haben wir bald ganz viele für ein Kleid beisammen.« Und wieder schmunzelte der Ratsälteste. Es sah ganz so aus, als hätte es sich diesmal gelohnt, hartnäckig zu bleiben und sich von den Erwachsenen nicht gleich wegschicken zu lassen.

»Hört mir zu, die Alten dürfen die Kindheit nicht vergessen und sollten das Wort der Kinder mehr achten. Ihre Ideen hören sich für uns vielleicht manchmal naiv an, doch oft sind sie viel weiser als die unsrigen, denn sie kommen direkt aus dem Herzen, sind gewitzt und komisch. Ich halte den Vorschlag unserer jungen Gastrednerin hier für klug und gut. Morgen sollen alle Familien kleine Sträuße aus den ersten Ästen von Bäumen und Sträuchern binden und sich mit ihnen in drei Tagen hier versammeln. Lasst uns den Rat nun beschließen und zur Ruhe gehen. Du gehst jetzt auch zurück in dein Bett und träumst etwas Schönes.«

Am nächsten Tag wurde überall verkündet, dass jede Familie für Brigits Festtagsgewand kleine Sträuße binden sollte; kleine Sträuße aus den Ästen der Bäume und Sträucher, die der Frühling bereits geweckt hatte.

Es wurden viele, sehr viele Sträuße gebunden. Allen voran waren es die Kinder, die emsig wie die kleinen Bienchen Ast um Ast zusammentrugen.

Vielleicht waren die Kinder deswegen so fleißig, weil der Frühling ihre Jahreszeit war. Die vielen kleinen Blumen, Kräuter und Triebe hatten auch erst seit kurzem wieder das Licht der Welt erblickt, so wie die Kinder. Die Kindheit ist der Frühling eines Menschenlebens, voller Wunder und Freude, jeder Tag ein Abenteuer – eine Überraschung.

Die Luft surrte nur so von naschhafter Aufregung. Kinder und Erwachsene waren gleichermaßen von ihr gefangen.

Würde es wohl funktionieren, die einzelnen Sträuße zu einem Kleid zu binden? Wie wird das Kleid wohl der Brigit gefallen? Reichen denn die Sträuße überhaupt? Drei Tage wurden zu einer halben Ewigkeit, doch dann war es endlich so weit. An diesem Tag wollte der Dorfälteste zu Brigit und Bär gehen, um der holden Birkenfee das Festgewand zu bringen. Sein Geleit war immens, denn jede Familie wollte mitkommen, um der Frühlingsgöttin persönlich den Strauß zu überreichen, den sie gebunden hatten. Brigit strahlte, als sie die vielen Menschen sah, die alle einen Strauß für sie bereithielten. Sie strahlte so sehr, dass man von ihrem Anblick regelrecht geblendet war. Nie hätte sie gedacht, dass so viele Menschen helfen würden, ihr ein Gewand zu schneidern und noch dazu ein so schönes.

Sie nahm die einzelnen Sträuße entgegen, und es schien, als wenn sie genau wüsste, was nun zu tun sei, denn sie begann zu singen. Es war ein schönes, ruhig rauschendes, aber auch etwas melancholisches Lied. Es war das Lied des alten Weidenmannes, seine Melodie, die ihn aus dem Winterschlaf weckte. Er war natürlich schon lange wach, aber die Melodie ließ seine zarten Äste weiterwachsen und wie Garn die einzelnen Sträuße miteinander verweben. Brigit sang eine ganze Weile, bis der Weidenmann alle Sträuße wie kleine Maschen aufgenommen hatte und nun ein wunderschönes Kleid vor ihnen auf dem Waldboden lag.

Niemand hätte gedacht, dass aus diesen einzelnen, kunterbunten Sträußen ein solch prächtiges Gewand entstehen könnte.

Brigit zog es über und sah schöner aus denn je. Die silbernen Kätzchen der Weidenäste funkelten im Sonnenlicht wie kleine Sterne. Die rundlichen grünen Blätter des Buchsbaums zierten sie wie kleine Smaragde. Das dunkle Grün der Fichte verlieh ihrer Erscheinung etwas Feierliches. Die dunklen Wacholderbeeren reihten sich schwarzen Perlen gleich aneinander, und die Haselruten mit ihren zartgrünen Blättchen spiegelten die ganze Kraft des Frühlings wider.

»Jetzt fehlt dir nur noch eine Krone«, platzte eine Kinderstimme heraus. Es war das kleine Mädchen mit dem struppigen, braunen Haar. Jetzt stand es bewundernd vor der Birkenfee. »Ja, jetzt fehlt mir nur noch eine Krone, möchtest du mir eine machen? Die Idee mit dem Kleid war ausgesprochen gut. Für die Krone fällt dir bestimmt auch noch etwas ein.« Keiner der Anwesenden hatte gewusst, dass die Idee für das Kleid von dem Mädchen stammte. Und so starrten sie abwechselnd vom Mädchen zum Kleid und zum Dorfältesten. Die Kleine, der die vielen Blicke unangenehm waren, drängte zum Bären, um sich bei ihm zu verstecken – ihr Haar und sein Fell waren sich wirklich sehr ähnlich. »Habt ihr etwa geglaubt«, sprach der Älteste, »dass so eine lustige und ungewöhnliche Idee von einem eurer Tattergreise stammte? Und steht nicht da wie angewurzelt. Brigit und Bär haben sicherlich etwas zu tun, und wir könnten schon mal mit den Vorbereitungen für das Fest beginnen.«

In der folgenden Woche waren alle eifrig mit den Vorbereitungen beschäftigt. Die Männer bauten Bänke und Tische und sammelten Feuerholz, denn es sollte ein großes Feuer die ganze Nacht hindurch brennen. Die Frauen sammelten Wurzeln und Frühlingskräuter und bereiteten daraus feine Speisen vor. Die Kinder waren für die Dekoration des Festplatzes verantwortlich. Aus den Waldrebensamenknäulen, die seit dem letzten Herbst noch an den langen Ranken hingen, machten sie Girlanden. Sie pflückten Narzissen, Scharbockskraut, Veilchen und all die anderen Frühlingsboten, verzierten die Räume mit Ruten von Birken und Weiden und schmückten die Bäume mit bunten Bändern. Alle waren vergnügt und erfüllt vom fröhlichen Schaffen, und das kleine Mädchen mit dem struppig braunen Haar hatte noch immer keine Idee, wie die Krone für Brigit aussehen sollte. So wanderte es in Gedanken versunken im Wald umher und gelangte, ohne es zu merken, in einen kleinen Birkenwald. Es waren noch recht junge Birken, deren hängende Äste sich recht bald in der bärengleichen Mähne des Mädchens verfingen. Es war aus dem Grübeln aufgeschreckt und sich noch gar nicht so recht bewusst, wo es eigentlich war. Denn ganz automatisch machte es eine trotzige Handbewegung, als wenn es jemanden fortdrücken möchte, und rief: »Ich mag die Bürste nicht!« Doch dann bemerkte es recht schnell, dass nicht ihre Mutter am struppigen Pelz mit einer Bürste gezogen hatte, sondern sich einige Äste darin verheddert hatten. Da lachte es und konnte kaum mehr aufhören. »Als ob meine Mama so weit hinter mir herlaufen würde. Der arme große Bär wird von der Brigit bestimmt auch mit der Bürste gequält. Die sollte ihren Birkenbäumen lieber mal sagen, dass die ihre Äste nicht so hängen lassen sollen. Aber was soll's, ein paar Äste im Haar sind ja nicht so schlimm, sieht bestimmt sogar ganz schön aus.« Und so langsam fiel der Groschen. »Meine Güte. Wieso bin ich denn nicht früher darauf gekommen? Viel schöner als Gold und viel schöner als Silber sind die Äste der Birke.«

Das Mädchen machte sich sofort daran, eine Krone zu flechten, die schönste Krone der Welt, die schönste Krone für Brigit aus den Ästen ihres Baumes.

Als es fertig war und sein Werk ausreichend bewundert hatte, empfand es auf einmal als ungerecht, dass nur Brigit eine Krone tragen sollte, denn immerhin feierte man ja das Fest für beide, also auch für den Bären. Außerdem fühlte es sich dem Bären sehr verbunden, fast seelenverwandt, denn er mochte Honig mindestens so gerne wie es, wurde bestimmt auch immer mit der Bürste geärgert, dann hatte er auch eine eher kräftige Figur, so wie es selbst und obendrein war er bestimmt ein gemütlicher Geselle. Also musste noch eine Krone her. Diesmal gab es kein langes Grübeln. »Der Bär bekommt eine Buchskrone!« Gesagt, getan.

Am Festtag leuchtete der Vollmond bereits am Nachmittagshimmel. Gegen Abend kamen Brigit und ihr Gefährte, der Bär ins Dorf. In ihrem wunderschönen Festtagskleid sah sie noch bezaubernder aus als sonst. Auf dem dunkelroten langen Haar trug sie die kleine hübsche Birkenkrone. Der Bär, mit ziemlich gebürstetem Fell und einer prächtigen Krone aus Buchsbaum auf dem Haupt, schritt neben ihr her. Alle staunten und alle freuten sich. Es wurde ein wunderbares Fest. Das kleine Mädchen durfte sogar zwischen dem Bären und der Brigit auf den Ehrenplätzen sitzen. Es wurde getanzt, gelacht und gegessen, der Bär bekam einen extragroßen Honigtopf. Tiere versammelten sich um die Feiernden, denn auch sie wollten ihre Dankbarkeit bekunden. Und wären die Glühwürmchen schon da, so hätten sie sich mit ihren wirbelnden Lichtern dem tapsigen Tanz des Bären mit seiner jugendlichen Birkenfee und dem fröhlichen Reigen der Menschen angeschlossen, dass es nur so eine Freude gewesen wäre.

Als der Morgen graute und das große Feuer so langsam erlosch, erhoben sich die Frühlingsgötter und die Birkenfee sprach:

»Seit uralten Zeiten ist es unsere Aufgabe, die Natur im Frühling zu wecken. Diese Aufgabe ist viel älter als Menschengedenken, sogar älter als die Menschheit selbst. Mit eurer Dankbarkeit und dem wunderschönen Festgewand habt ihr uns so reich beschenkt, ja, sogar gekrönt habt ihr uns. Nun sollt ihr die Beschenkten sein. Segen und Schutz für eure Familien und euer Hab und Gut möchten wir euch geben. Nehmt als Symbol für diesen Segen die vielen kleinen Sträuße, die ihr für mich gesammelt habt, und bewahrt sie auf.

Nehmt die Weide mit ihren Kätzchen als Symbol für die Unschuld der Kinder, nehmt die immergrüne Fichte als Erinnerung an den ewigen Kreislauf der Natur. Wenn euch der Winter zu lange erscheint, wird sie euch Hoffnung und Trost schenken. Nehmt den wehrhaften Wacholder zum Schutz für Hof und Haus. Nehmt die Hasel für die Fruchtbarkeit eurer Felder und der Tiere. Und nehmt die Birke und den Buchs aus unseren Kronen als Erinnerung an die Birkenfee Brigit und ihren Gefährten den Bären.«

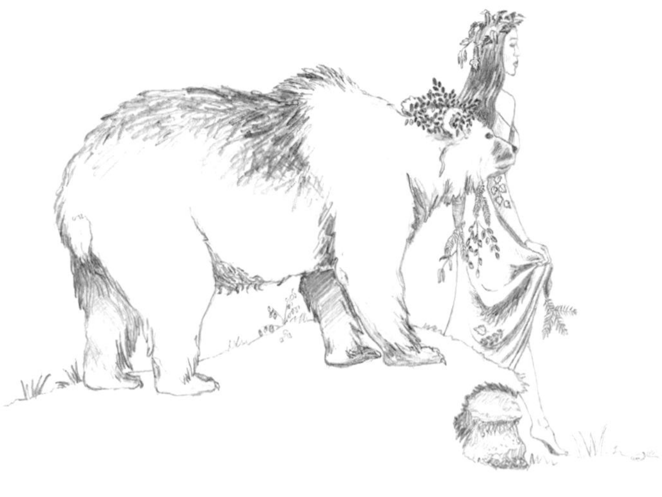

So kam es, dass jede Familie einen gesegneten Buschen erhielt, den sie in ihren Häusern fortan an einem besonderen Ehrenplatz aufbewahrte. Es waren die Buschen, die sie selbst gesammelt hatten und die zu einem Festtagsgewand geflochten worden waren.

»Im nächsten Jahr«, so beschlossen die Menschen, »wollen wir wieder ein Fest feiern, wieder am Vollmond nach der Tagundnachtgleiche, und wieder wollen wir den Stoff für Brigits Festgewand in der Natur sammeln.«

Und so geschah es dann auch, und auch in den vielen Jahren, die folgen sollten, bis zum heutigen Tag. Das Fest und die Buschen haben zwar eine andere Bedeutung bekommen, doch genau so wie damals binden die Menschen auch heute noch eine Woche vor dem Osterfest am Palmsonntag ihre Palmbuschen und lassen sie segnen.

Gründonnerstagssuppe

Die Gründonnerstagsuppe ist bis heute zumindest im süddeutschen Raum eine beliebte Kultspeise. Ursprünglich war es ein Dankesmahl an die wiederkehrende Kraft der Vegetation und eine Möglichkeit, eben diese Kraft zu verinnerlichen. Je nach Region bestand sie aus unterschiedlichen Wildkräutern. Die Anzahl der Pflanzen schwankte zwischen 9, 77 und 99. Die folgenden Kräuter waren mit sehr großer Wahrscheinlichkeit überregionale Bestandteile:

Gundermann, Gänseblümchen, Giersch, Vogelmiere, Brennnessel, Spitzwegerich, Löwenzahn, Bärlauch, Sauerampfer. Vorgehen wie bei der »Kräutersuppe« (siehe S. 104).

Pflanzeneierfarben (in hellen Pastelltönen)

Die Eier zunächst mit Alkohol entfetten. Frische oder getrocknete Pflanzenteile in 1 Liter Wasser für 8-10 Stunden einweichen, anschließend 20 Minuten köcheln, dann abseihen. Nun die Eier in der Farbflüssigkeit 10-20 Min. kochen, anschließend abseihen.

Farben: Braun: Walnussblätter; Violett: Wilde Malve, Rote Stockrose, Heidelbeerfrüchte, Rote Beete, Blaukraut; Blauschwarz: Holundersaft; Grün: Brennnessel-, Spinat-, Petersilienblätter; Gelb: Zwiebelschalen, Ringelblumenblätter

Wildkräuterküche und ihr gesundheitlicher, stoffwechselanregender Effekt

Der gesundheitliche Aspekt

Traditionelle Fasten- und Entgiftungszeit ist der Frühling. Der Winter hat die Glieder und Gemüter oft schwer werden lassen, nun kommt die Zeit, sich von angesammeltem Ballast zu befreien und das Jahr beschwingt zu beginnen. Solche Kuren stimulieren die Lebenskraft, verbessern das Allgemeinbefinden, lindern akute Krankheiten, entlasten und regenerieren erkrankte Organe. Sie beugen Rückfälle und Chronifizierung von Krankheiten vor, beschleunigen die Genesung und fördern die Wirksamkeit von Arzneien.

Die Wildkräuter bieten alles Nötige für eine anständige Entgiftung. Sie müssen nur gegessen werden. Der Ausleitungsprozess kann durch ein einfaches »Grundprinzip« gefördert werden, die verwendeten Pflanzen unterstützten dabei gleichzeitig die ausleitenden Organe: Leber, Niere, Lymphe, (Schleim)-Haut.

Dieses Grundprinzip besteht aus mobilisieren, binden, ausleiten.

Mobilisieren »M« Die meisten Giftstoffe lagern sich in unserem Fettgewebe an und belasten von dort unseren Organismus. Um diese Stoffe lösen zu können, benötigen wir die beiden Stoffgruppen Scharfstoffe und Saponine.

Binden »B« Nach dem Mobilisieren befinden sich die Giftstoffe frei beweglich im Organismus und müssen gebunden werden, bevor sie letztlich ausgeschieden werden können. Gerbstoffe und Bitterstoffe verbinden sich mit den Toxinen zu einem Eiweißmolekül, das den Blutkreislauf nun nicht mehr verlassen kann.

Ausleiten »A« Leber und Niere müssen nun die Giftstoffe noch über Urin, Stuhl und Schweiß ausscheiden. Das besorgen in erster Linie die Flavonoide und die Saponine.

***

Übersicht

Mobilisierende Pflanzen M

Bärlauch, Brunnenkresse, Knoblauchsrauke, Wiesenschaumkraut, Scharbockskraut, Vogelmiere oder Gemüsepflanzen wie Zwiebeln, Meerrettich, Ingwer und Knoblauch

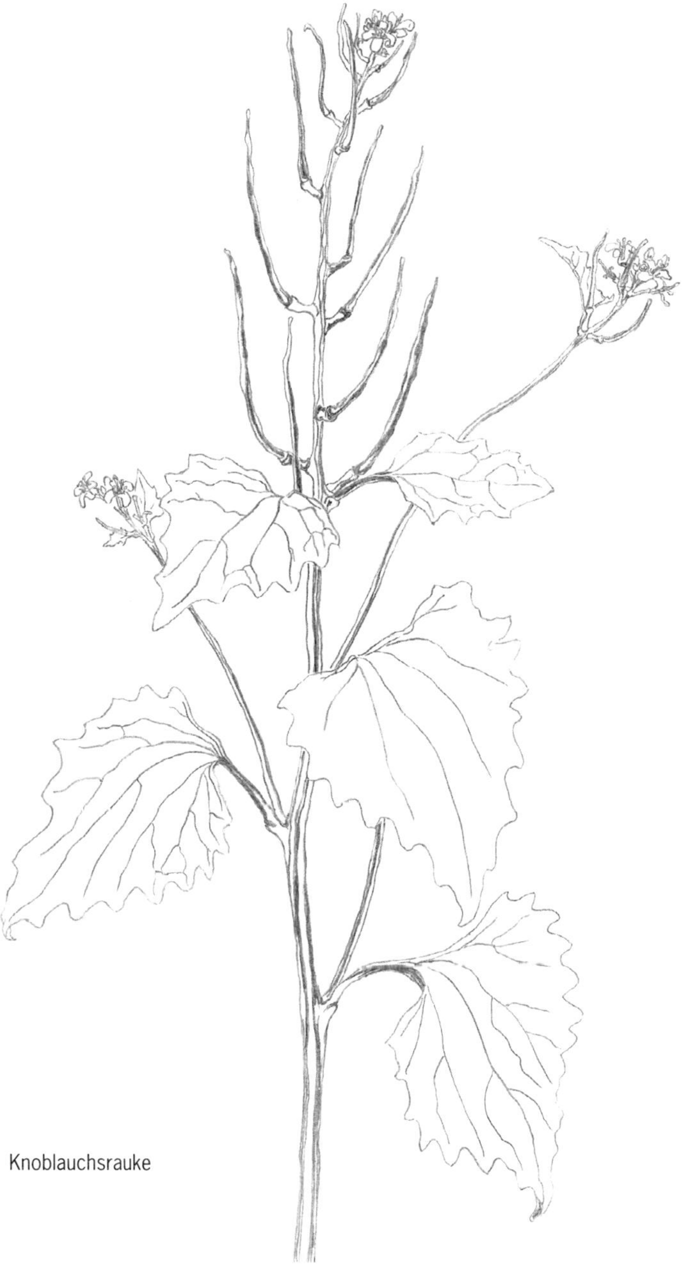

Knoblauchsrauke

Bindende Pflanzen B

Engelwurz, Beifuß, Frauenmantel, Gänsefingerkraut, Gundermann, Schafgarbe, Wiesenknopf, Spitzwegerich, Giersch, Löwenzahn, Rossminze, Dost, Beinwell

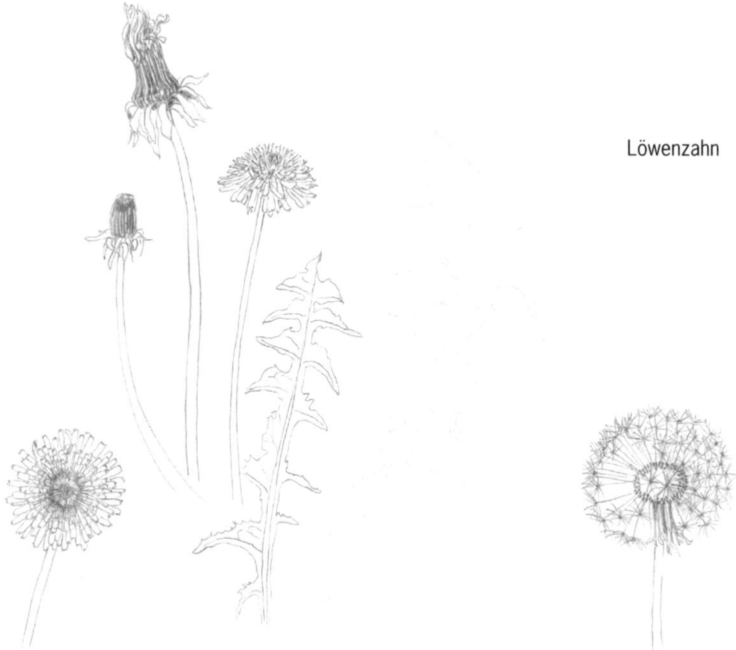

Löwenzahn

Ausleitende Pflanzen A

Birke, Brennnessel, Gänseblümchen, Veilchen, Hirtentäschel, Mädesüß, Sauerampfer, Labkraut, Schachtelhalm, Holunder und die Linde.

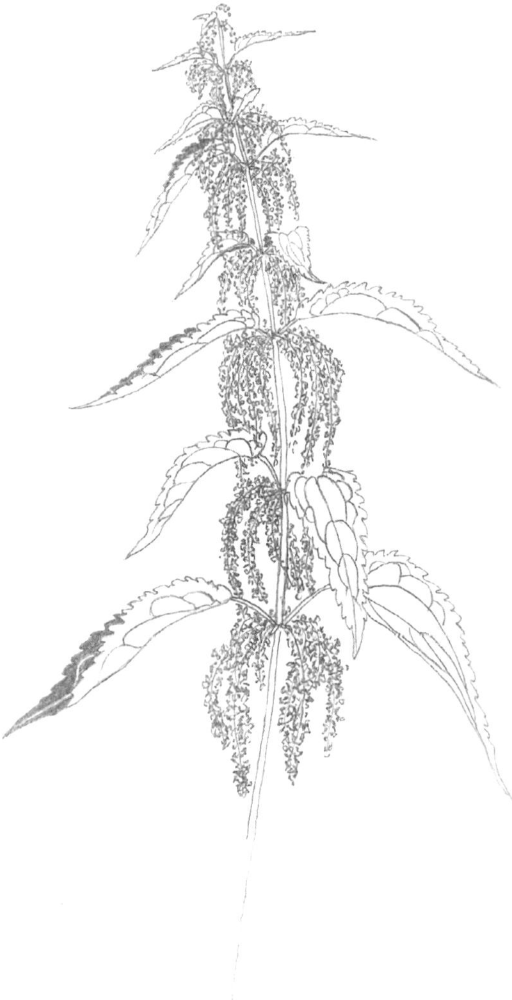

Brennnessel

Begleitpflanzen
Weiße Taubnessel: Schleimhautregenerierende Wirkung
Weißdorn (als Tee): Stärkung des Herzens
Wilde Möhre (vor allem Wurzel): Darmsanierung

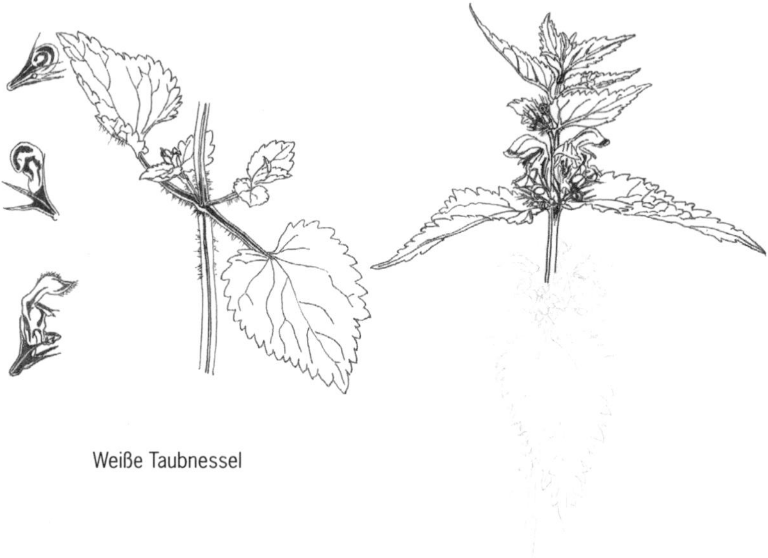

Weiße Taubnessel

Wenn bei einer solchen Kur Kopfschmerzen auftreten, kann man davon ausgehen, dass zu viele Giftstoffe mobilisiert und zu wenige gebunden werden. Als Konsequenz müssen Scharfstoffe und Seifenstoffe in der Ernährung reduziert und vermehrt Bitter- und Gerbstoffe zu sich genommen werden.

***

Einige Kräuter

In der folgenden Liste findet ihr auch eine geschmackliche Beschreibung der Pflanzen, hier sollte erwähnt, beziehungsweise daran erinnert werden, dass der Geschmack und auch der Geruchssinn sehr individuell ausgeprägt sind. Ich habe hier meine geschmackliche Wahrnehmung beschrieben, das heißt, ich erhebe keinen Anspruch auf universelle Gültigkeit.

Beinwell (*Symphytum officinalis*): (junge Blätter) **B**
Inhaltsstoffe: Wurzel: Allantoin, Gerbstoffe, Schleimstoffe, Kieselsäure, Spuren von Pyrrolizidinalkaloide; Blätter: Allantoin, Vitamin A, B1, B2, B12, C, E, Mineralien (unter anderen Kalzium, Eisen, Kieselsäure)
Weitere Wirkung: stärkend, heilt Knochenbrüche, Sehnenreizungen und -risse, narbenrückbildend, schleimlösend
Geschmack: ähnelt Spinat

Scharbockskraut (*Ranunculus ficaria*): (Blätter vor der Blüte!) **M**
Inhaltsstoffe: Saponine, Vitamin C, Scharfstoffe
Weitere Anwendung: abwehrsteigernd, äußerlich desinfizierend
Geschmack: krautig bis scharf

Wiesenknopf (kleiner) (*Sanguisorba minor*): (junge Blätter) **B A**
Inhaltsstoffe: Gerbstoffe, Flavonoide, Triterpene, Kaffeesäure
Weitere Anwendungen: bei Durchfall, blutstillend innerlich (im Stuhl, zu starke Mensis) und äußerlich
Geschmack: junge Blätter erinnern an Essiggurkengewürze, ältere werden herb-bitter-zusammenziehend (Geschmack wird bei den jungen Blättern aber auch durch die Temperaturen stark beeinflusst – vor dem Sammeln am besten testen)

Vogelmiere (*Stellaria media*): (ganze Pflanze) **A B**
Inhaltsstoffe: Saponine, hoher Gehalt an Kalium und anderen Spurenelementen
Weitere Anwendungen: schleimlösend, verdauungsfördernd, bei Bindehautentzündung, Hauterkrankungen
Geschmack: krautig- leicht scharf
(andere Mieren, wie z. B. Sternmiere, Hainmiere, ebenfalls schmackhaft)

Wald-Veilchen (*Viola silvestris*): (ganze Pflanze) **A**
Inhaltsstoffe: Saponine, Bitterstoffe, Odoratin im Märzveilchen: wirkt blutdrucksenkend
Weitere Anwendungen: schleimlösend, (vor allem Ackerveilchen, *Viola tricolor*) Milchschorf, nässendes & trockenes Ekzem
Geschmack: Blätter krautig, Blüten süßlich
(andere Veilchenarten, wie das duftende oder das Ackerveilchen, ebenfalls essbar)

Giersch (*Aegopodium podagraria*): (Blätter) **B**
Inhaltsstoffe: bisher nicht untersucht bis auf reichlich Vitamine und Spurenelemente
Weitere Anwendungen: Gicht, Rheuma
Geschmack: würzig frisch

Löwenzahn (*Taraxacum officinalis*):
(Blätter, Blüten für Sirup, Kochgemüse) **B A**
Inhaltsstoffe: Bitterstoffe, Inulin, Flavonoide, Schleimstoffe, Karotinoide, Mineralien (Kalium bis zu 5%)
Weitere Anwendungen: leberanregend, blutbildend, stärkend, schont die Bauchspeicheldrüse (Inulin ist eine Zuckerverbindung, die ohne Insulin vom Körper aufgenommen werden kann)
Geschmack: junge Blätter krautig bitter, Stengel bei längerem Kauen auch eine süßliche Note

Hirtentäschel (*Capsella bursa-pastoris*): (Samen, junges Kraut) **A**
Inhaltsstoffe: Flavonoide, viel Kalium, Peptide
Weitere Heilwirkung: blutstillend (äußerlich), zu starke Regelblutung, blutdruckregulierend
Geschmack: Blätter krautig nussig, Samen nussig

Bärlauch (*Allium Ursinum*): (Blätter, Knospen, Blüten) **M A**
Inhaltsstoffe: Lauchöle, Flavonoide, Vitamin C
Weitere Heilwirkung: Arteriosklerose, blutdrucksenkend, antibiotisch, durchblutungsfördernd, Husten
Geschmack: knoblauchig, Blüten- und Blätter, Stengel zusätzlich süßlich

Brunnenkresse (*Nasturtium officinalis*): (junge Blätter) **M**
Inhaltsstoffe: Senfglykoside, Bitterstoffe, Jod, Vitamin C
Weitere Heilwirkung: Rheuma, Rachenentzündungen, harntreibend, antibiotisch Geschmack
Geschmack: senfig scharf

Knoblauchrauke (*Alliaria petiolata*): (junge Blätter, Blütentrieb) **M**
Inhaltsstoffe: äth. Öle, Senfglykosinde, Herzglycoside, bas. Aminosäuren, Vitamin C
Weitere Heilwirkung: desinfizierend, anregend
Geschmack: jung knoblauchig werden im Alter herber und bitterer; Blüten-Stengel siehe Bärlauch

Frauenmantel (*Alchemilla xanthochlora*): (junge Blätter) **B A**
Inhaltsstoffe: Gerbstoffe, Flavonoide, Salicylsäure, Glycoside
Weitere Heilwirkung: pilzwidrig, entkrampfend, Periode regulierend, blutstillend
Geschmack: krautig bis Essiggurkengewürz

Rossminze (*Mentha longifolia*): (Blätter) **B**
Inhaltsstoffe: äth.Öl, Bitterstoffe, Gerbstoffe
Weitere Heilwirkung: entkrampfend, entblähend, desinfizierend, äußerlich Kopfschmerzen
Geschmack: Minze (zu Tomatensalat guter Basilikumersatz)

Schachtelhalm (*Equisetum arvensis*): (Sporenträger) **A**
Inhaltsstoffe: Kieselsäure, Saponine, Flavonoide, Kalium
Weitere Heilwirkung: stärkt das Bindegewebe, chronische Bronchitis, äußerlich alte Wunden
Geschmack: milder Spargelgeschmack

Weiße Taubnessel (*Lamium album*): (ganze Pflanze) **A**
Inhaltsstoffe: Saponine, Schleimstoffe, Gerbstoffe, Ätherische Öle, Flavonoide
Weitere Heilwirkung: Schleimhautreinigend -regenerierend, -schützend, schleimlösend, entzündungswidrig, entkrampfend
Geschmack: krautig würzig

Huflattich (*Tussilago farfara*): (junge Blätter, Blüte, Trieb) **A**
Inhaltsstoffe: Schleimstoffe, Inulin, Gerbstoffe, Bitterstoffe, Flavonoide, Pyrrolizidin
Weitere Heilwirkung: Husten, schleimlösend, schleimhautschützend -reinigend, relevant bei Magenempfindlichkeit auf Scharfstoffe, äußerlich: Verbrennungen
Geschmack: krautig

Mädesüß (*Filipendula ulmaria*): (Blüten) **A**
Inhaltsstoffe: Flavonoide, Schleimstoffe, Gerbstoffe, ätherische Öle, Salicin
Weitere Heilwirkung: fiebersenkend, Kopfschmerzen, Wurzel zur Zahnpflege
Geschmack: blumig

Sauerampfer (*Rumex acetosa*): (junge Blätter-möglichst vor Blüte) **A**
Inhaltsstoffe: Oxalsäure, Flavonoide, VitaminC
Weitere Heilwirkung: appetitanregend, leicht fiebersenkend
Geschmack: sauer

Dost (*Origanum vulgaris*): (Blätter) **B A**
Inhaltsstoffe: ätherische Öle, Bitterstoffe, Gerbstoffe, Flavonoide
Weitere Heilwirkung: Keimwidrig, entkrampfend, verdauungsfördernd, bei Erkältungen
Geschmack: würzig

Labkraut, Wiesen-, Kletten- (*Gallium mollugum, G. aparine*):
(ganze Pflanze) **A**
Inhaltsstoffe: Kieselsäure, Cumerin, Gerbstoffe, Glykoside, Flavonoide
Weitere Heilwirkung: steigert den Lymphfluß, äußerlich bei Altersflecken, Milchschorf, Ekzemen
Geschmack: erinnert an Kopfsalat

Wiesenschaumkraut (*Cardamine pratensis*):
(Blätter möglichst vor Blüte, Samen) **M**
Inhaltsstoffe: Senfglycoside, Bitterstoffe, VitaminC
Weitere Heilwirkung: verdauungsanregend, erwärmend, leicht schleimlösend
Geschmack: senfig scharf

***

Wildkräuterküche

Nicht verunsichern lassen, ich habe in den folgenden fünf Unterpunkten auch Pflanzen aufgelistet, die nicht in der obigen Liste stehen.

Mengenfaustregel:
Bei Gerichten für zwei Personen mit Wildkräutern als Hauptanteil, wie ein Risotto, eine Quiche oder ein Gemüsestrudel, muss man mit 150-200 g rechnen. Bei Kräutern als Bestandteil eines Teigs, wie bei Gnocci oder Kräuterfladenbroten, rechnet man mit 40-60 g.

Herzhaftes aus Blättern

Besonders würzig:
Bärlauch, Brennnessel, Brunnenkresse, Dost, Gundermann, Knoblauchrauke, Quendel, Rossminze, Scharbockskraut, Taubnessel, Weißer Gänsefuß, Wiesenschaumkraut
In großen Mengen:
Bärenklau, Beinwell, Birke, Bocksbart, Frauenmantel, Gänseblümchen, Giersch, Huflattich, Labkraut (ganze Pflanze), Löwenzahn, Sauerampfer, Sauerklee, Schafgarbe, Schlüsselblume, Spitzwegerich, Vogelmiere, Wiesenknopf, Wilde Malve, Wilde Möhre

In kleineren Mengen:
Brombeere, Engelwurz, Esche, Fichte, Gänsefingerkraut, Günsel, Haselnuss, Hirtentäschel, Linde, Mädesüß, Nelkenwurz

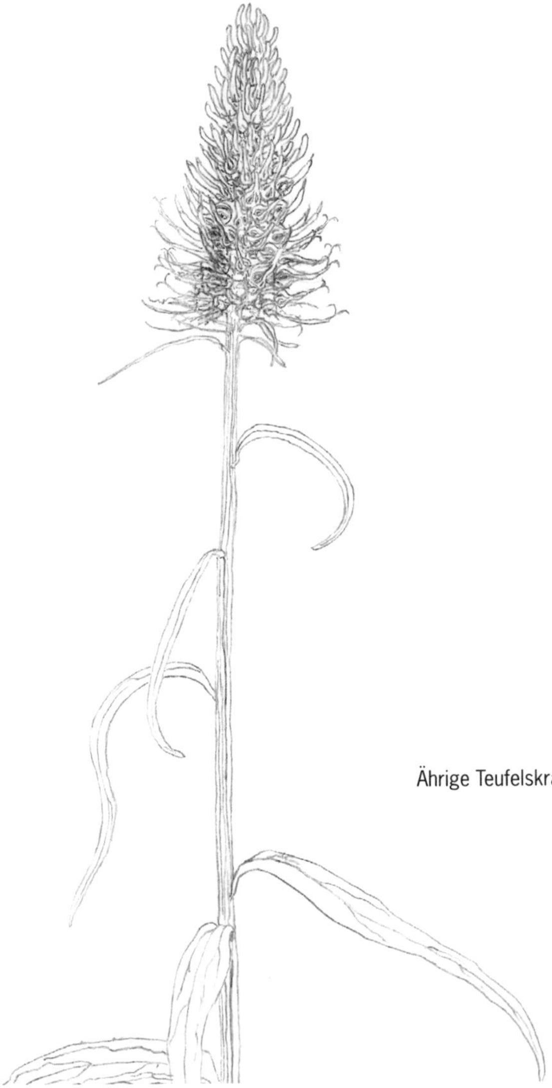

Ährige Teufelskralle

Herzhaftes aus Wurzel, Spross und Stengel

Wurzeln:

Ährige Teufelskralle, Beinwell, Bocksbart, Gänsefingerkraut, Klette, Knoblauchrauke, Taubnessel, Wilde Möhre, Wolfstrapp

Stengel:

Bärenklau (geschält), Giersch, Huflattich, Klette (geschält), Kohldistel (geschält)

Spross:

Ährige Teufelskralle, Bärlauch, Bocksbart, Beinwell, Goldrute, Guter Heinrich, Hauhechel, Hopfen, Hirtentäschel, Klette, Klettenlabkraut, Margerite, Rotklee, Sauerampfer, Schachtelhalm, Wiesenknopf

Herzhafte Blüten und Knospen

Blüten:

Bärenklau, Bärlauch, Bocksbart, Gänseblümchen, Hopfen, Huflattich, Klee, Löwenzahn, Wilde Möhre

Knospen als Falsche Kapern:

Gänseblümchen, Löwenzahn, Margerite, Spitzwegerich, Scharbockskraut, Weißdorn, Wilde Malve

Blüten für Süßkram und Getränke

Kandierte Blüten:

Ährige Teufelskralle, Bocksbart, Engelwurz, Fichte, Gänseblümchen, Günsel, Weißdorn, Hauhechel, Heckenrose, Holzapfel, Huflattich, Kiefer, Klatschmohn, Königskerze, Margerite, Rotklee, Rossminze, Schlehe, Schlüsselblume, Veilchen, Weide, Wilde Malve

Blüten zum Aromatisieren von Zucker und Getränken:

Baldrian, Heckenrose, Mädesüß, Steinklee, Veilchen, Wiesenlabkraut

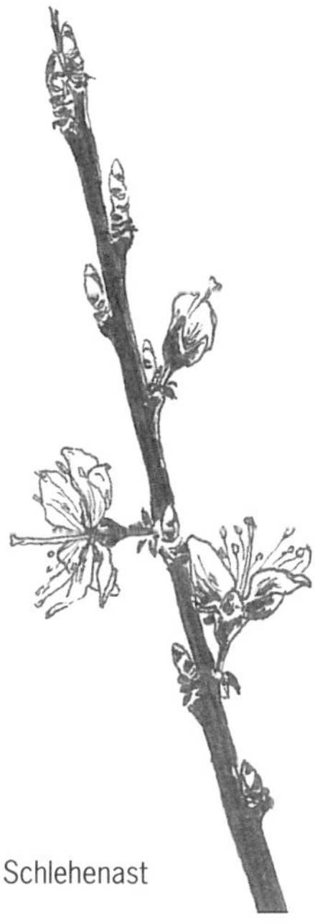

Schlehenast

Blüten zum Aromatisieren von Quarkspeisen:
Brombeere, Heckenrose, Himbeere, Holunder, Holzapfel, Mädesüß, Linde, Steinklee, Taubnessel, Veilchen, Wiesenlabkraut
Blätter zum Aromatisieren von Quarkspeisen:
Baldrian, Rossminze, Sauerampfer, Sauerklee, Ahornblüten, junge Buchenblätter

Rezepte

Kräutersuppe (für 2 Personen)
(Ganz ohne Gemüsebrühe möglichst die folgenden Kräuter verwenden: Brennnessel, Giersch, Gundermann, Bärlauch oder Knoblauchrauke, Wienschaumkraut oder Brunnenkresse. Des weiteren passen auch Taubnessel, Beinwell, Sauerampfer, Wilde Möhre und Spitzwegerich gut.)
Zutaten: 200g Wildkräuter, Wasser, Salz, 100ml Sahne
Wildkräuter in einen Topf, mit Wasser bedecken und kurz weichkochen. Kräuter nun pürieren, Sahne hinzugeben und mit Salz abschmecken.

Nockerl (für 10 Stück)
Zutaten: 40 g Wildkräuter, 1/8 Liter Milch, 20g Butter, 2g Salz, 50g Gries, 1 Ei
Milch mit der Butter aufkochen und den Gries mit dem Salz hinzugeben. Nachdem der Gries die Flüssigkeit aufgenommen hat, Temperatur herunterschalten, die Masse kurz anrösten und danach das Ei hineinrühren.
Den Nockerlteig noch 1 Minute gut umrühren, von der Platte nehmen und die kleingehackten Wildkräuter untermischen.
Gut gesalzenes Wasser kurz unter den Siedepunkt bringen. Mit Hilfe von 2 Esslöffeln Nockerl formen und in das Wasser geben.
Nach 10-15 Minuten im heißen Wasser sind die Nockerl fertig und können serviert werden.

Piroggen (Vorspeise für 4 Personen)
Zutaten: Teig: 250 g Mehl, 250 g Quark, 180 g Butter, 1 TL Salz, 1 TL Backpulver
Füllung: 150g geriebenen Käse, 3-4 Handvoll gehackter Wildkräuter
Teigzutaten gut miteinander verkneten und Teig für etwa 1 Stunde kaltstellen, anschließend ausrollen und in etwa 10 cm lange Quadrate ausrädeln.

In die Mitte der Quadrate gebt ihr nun jeweils etwa 1 EL geriebener Käse und gehackte Wildkräuter.
Die Quadrate zu Dreiecken zusammenfalten und die Seite mit etwas Wasser zusammendrücken und umfalten, so dass beim Backen keine Füllung austreten kann.
Die fertigen Piroggen bei 200 Grad etwa 20 Minuten backen.
Um den Piroggen einen hübschen Glanz zu verleihen, nach 10 Minuten das Gebäck noch mit einer Glasur aus 1 Ei und 1 TL Sahne bepinseln.

Wildkräuterquiche (für 4-5 Personen)
Teig: 100g Quark, 4 EL Milch, 4 EL Öl, 200g Mehl, ¾ Päck. Backpulver, ½ TL Salz Füllung: 200g kleingeschnittene Wildkräuter, ca. 100ml Milch, 2 verquirlte Eier
Teigzutaten miteinander verkneten und kurze Zeit ruhen lassen
Wildkräuter in einer Pfanne mit etwas Öl andünsten bis sie weich sind, Milch dazu, und sobald diese heiß ist, die Pfanne von der Flamme nehmen und die verquirlten Eier dazugeben. Nun die Masse in die mit Teig ausgelegte Backform geben und bei ca. 170 Grad für 30 Min backen (Mit einer Stich-Probe, lässt sich gut feststellen ob das Ei schon gestockt und die Quiche fertig ist.)

»Belag« für Flammkuchen (2 Personen)
Zutaten: 200 g Quark, 80 g geriebenen Käse, 3-4 Hände gehackte Wildkräuter
Zutaten miteinander vermischen, auf »fladenförmig« ausgerollten Hefeteig verteilen, für ca. 30 Min. bei 170 Grad backen.

Bratlinge (Beilage für 3-4 Personen)
Zutaten: 100g Wildkräuter, 2-3 Eier, 200-250 g Semmelbrösel, 1/8 Liter Milch, ½-1 TL Salz, nach Belieben Käse
Wildkräuter kleinschneiden und mit den restlichen Zutaten gut mischen.
Falls der Teig noch zu bröselig ist, könnt ihr noch etwas Milch hinzufügen.
Reichlich Öl in die Pfanne geben und bei mittlerer Hitze esslöffelgroße Taler von beiden Seiten ausbacken.

Omelett (für 1 Personen)
Zutaten: 1 Ei, 20g fein gehackte Wildkräuter, 75 ml Milch oder Wasser, 40g geriebenen Käse, ca.1/2 TL Salz
Ei mit Milch und Salz aufrühren.
Mischung mit reichlich Fett in die Pfanne geben, feingehackte Wildkräuter und den Käse hinzufügen.
Bei mittlerer Hitze durchbacken.

Tempura (Vorspeise für 8-10 Personen)
Zutaten: 250 g Mehl, 1 Eigelb, 1 TL Backpulver, 800 ml sehr kaltes Wasser, Blätter von Wildkräutern (Bei diesem Rezept Kräuter vorher nicht waschen.)
Alle Zutaten gut miteinander mischen und darauf achten, dass der Teig kalt bleibt.
Taucht euer Sammelgut in den Teig, lasst es kurz abtropfen und gebt es für 1/2-1 Minute ins heiße Fett.

Süßer Frittierteig, wie für Hollerküchle und Mädesüßküchle
(3-4 Personen)
Zutaten: 1 Ei, 200 g Mehl, 1/2 Liter Milch, 50-80g Zucker, 20 Holunderblütendolden, Mädesüßblütenstände
Teig gut vermengen.
Blüten in den Teig tunken und mit reichlich Fett ausbraten.

Spargelgemüse (Rezept für Herzhaftes aus Wurzel, Spross und Stengel)
Pflanzenteile gut waschen und Wurzeln eventuell schälen. Pflanzenteile knapp mit Wasser bedecken, salzen und mit einem Schuss Olivenöl garen. Wurzeln werden länger brauchen als Spross und Stengel, die oft nach 5 Minuten fertig sind. Wasser abgießen und die »Wildlinge« mit etwas zerlassener Butter servieren, mit Schnittlauch oder anderen Würzkräutern. Passend ist auch saure Sahne mit etwas Salz und Kräutern.

Einlegen von Wurzeln, Trieben, Stengeln und Falschen Kapern
Zutaten: 240 ml Wasser, 60 ml Essig, 2EL Zucker, 2 Prisen Salz, 4-5 Handvoll Knospen, geschnittene Wurzeln, Triebe, Stengel, (nach Belieben noch fol-

gende wilde Würzkräuter: kleiner Wiesenknopf, Beinwell, Karottensamen, Dost)
Zucker und Salz im Essig-Wassergemisch auflösen und gemeinsam mit den Pflanzenteilen kurz aufkochen lassen und schnell in die Gläser füllen. Durch das Aufkochen der Pflanzenteile verhindert man, dass sie weich oder matschig werden (gleiches gilt auch für essigsaure Gurken oder Peperoni).
Nach etwa einem Monat ist das Eingemachte durchgereift und kann verzehrt werden, haltbar bleibt das Glas viele Jahre.

Brennnessel-Chips
Junge Brennnesselblätter ohne Fett, nur mit etwas Salz oder Sojasauce, bei mittlerer Temperatur in der Pfanne rösten. Nach kurzer Zeit sind sie knusprig, dann vom Herd nehmen und essen.

Blütenmilch (für 4-5 Personen)
Zutaten: 1 Liter Milch, 2-3 Handvoll Blüten oder gezupfte Blütenblätter, Zucker oder etwas Vanille nach Belieben.
Blüten für 1-2 Stunden in der kalten Milch ziehen, anschließend alles miteinander aufkochen und abseihen.

Blütensäfte
Zutaten: 1 Liter Saft, 2-3 Handvoll Blüten oder gezupfte Blütenblätter
Blüten für mehrere Stunden im Saft ziehen lassen, abseihen und fertig.

Blütensirup (für 5 Liter)
Zutaten: 3 Liter Wasser, 2 kg Zucker, 6-8 Zitronen, 15 Handvoll Blüten
Beim Holunder entspricht diese Menge ungefähr 15 großen Dolden, bei Rosenblättern könnt ihr die Menge getrost reduzieren.
Geviertelte Zitronen und Blüten in einen Topf geben und das frisch aufgekochte Zuckerwasser darüber gießen.
Das ganze nun für 5 Tage an einem kühlen Ort aufbewahren.
Danach abseihen und zur längeren Haltbarkeit noch einmal kurz aufkochen und anschließend in sterilisierte Flaschen füllen.

Blättersirup

Minzblätter oder junge Birkentriebe ergeben einen sehr erfrischenden Sirup. Bei 5 Liter Sirup benötigt ihr 7-8 Handvoll Blätter oder Triebe.

Smoothie

Bei der Herstellung von Wildkräutersmoothies sind der Fantasie und Experimentierfreudigkeit keine Grenzen gesetzt. Sammeln, was da ist, und mixen mit dem Obst der Saison. Bei der Herstellung gibt es folgende grobe Grundregel zu beachten: 60 % Früchte, 40 % Blätter und so viel Wasser, bis das Getränk eine sämige Konsistenz bekommt. Je nach Früchten kann man manchmal auch auf das Wasser verzichten. Zur Inspiration ein Beispiel:
2 Äpfel, 2 Karotten, 1 Banane, jeweils 1 Handvoll Giersch, Löwenzahn, Brennnessel, Taubnessel

Brennnesselpudding

Zutaten: 1/2l Milch, 45 g Stärke, 2 Handvoll Brennnesselblätter, 3-4 EL Zucker

Die Milch kalt mit der Stärke verrühren.

Brennnessel in der restlichen Milch köcheln lassen, etwa 10 Minuten (bis Milch das Aroma angenommen hat), Blätter abseihen und dann der köchelnden Milch unter Rühren die »Stärkemilch« hinzufügen, bis nach etwa 1-2 Minuten die Milch eingedickt ist.

Sommer

Beltane – Christi Himmelfahrt/Pfingsten

Beltane ist das ausgelassene Fest der beginnenden Fülle, der Mai ist da, alles steht in Blüte, eine Zeit des Tanzes und der Verliebten. Nun lösen die Sommergötter Brigit und den Bären in deren Amt als Hüter der Natur ab: Belisama und Belenos, das stets verliebte Sommerpaar. »Ihre« Pflanzen sind die leuchtenden und die aromatischen Blumen wie das Johanniskraut, der Beifuß, die Königskerze, der Dost und die vor Kraft strotzenden Bäume.

Der Tanz in den Mai wird heute noch mit Feuer, Scherzen, Tanz und Rausch gefeiert. Der Mittelpunkt ist ein großer Fichtenstamm, gekrönt von einer kleinen Birke und mit bunten Bändern geschmückt.* Der Fichte und der Birke erwies man damit große Ehre, denn die Fichte (stellvertretend für alle immergrünen Pflanzen) war es, die die Hoffnung auf das wiederkehrende Leben während des Winters aufrechterhielt und die Birkenmaid weckte, dieses Leben, das nun zurückgekehrt war. Darüber freuten sich nicht nur die Menschen und Tiere, sondern auch das kleine Volk, die Elfen und Naturgeister, die in den Freudenreigen der Menschen mit einstimmten. Wie an allen »Kreuzvierteltagen« waren auch zu Beltane die Tore in die Anderswelt ein Stück geöffnet, um etwas besser hinüberspitzen zu können und beispielsweise dem Tanz der Elfen beizuwohnen. Dazu bediente man sich eines hübsch blau blühenden Krautes, des Gundermanns, den man zu diesem Zweck als Kranz um den Kopf trug.

* Das Aufstellen eines sogenannten »Maien« (es musste nicht unbedingt ein ganzer Baum sein, Äste und Zweige genügten) fand auch zu anderen Festzeiten wie Pfingsten oder Johanni statt.

Christi Himmelfahrt ist das christliche Fest, das man in diesem Zeitraum feiert. Trotz der Gewichtigkeit des Ereignisses, war es kaum mit Brauchtum belegt. Die Männergesellschaften und der spätere Vatertag wurden erst im 19. beziehungsweise 20. Jahrhundert eingeführt.

Die Reste der heidnisch keltischen Kultur finden sich vielmehr in den Bräuchen um Pfingsten wieder. Zehn Tage nach der Himmelfahrt Jesu empfingen seine Jünger den Heiligen Geist und den Auftrag, in die Welt zu ziehen, um von der Frohen Botschaft zu berichten. In Russland stellte man in den Kirchen frühe Ahornzweige* auf, damit sich der Heilige Geist dort ausruhen konnte. Man durfte dann auch nicht pflügen oder graben, denn es war der Namenstag der Erde. In ganz Europa glaubte man an Pfingsten, teilweise während des ganzen Zeitraums zwischen Ostern und Pfingsten, dass das Himmelreich der Erde sehr nahekommt, Grenzen schwanden, Spuk fand statt, besondere Regeln wurden eingehalten, um Tote zu ehren, und Zauber konnte betrieben werden. Vielerorts galten diese Tage als Glückstage. Besonders deutlich erkennt man die alte Religion in dem Brauch des »Pfingstlümmels«, oft auch »Wasservogel« genannt. Es war ein mit Laub bekleideter Bursche, der zum Pfingstumzug durchs Dorf geführt wurde, um Feld und Vieh Fruchtbarkeit und Segen zu schenken.

Ein kleiner Pflanzenpfingstbrauch, der sich auch in der heutigen Zeit gut realisieren lässt, ist das Essen eines Apfels am Pfingstmorgen; dieser schenkt einem das ganze Jahr über Gesundheit.

Stoffbänder für die Bäume bunt färben

Der Färbevorgang für Textilien ist recht aufwendig. Daher würde ich für den »Baumschmuck« mit Tinten (siehe S. 168) arbeiten. Diese sind zwar, gerade bei Textilien, weniger licht-und vor allem nicht wasserecht, dafür sehr viel leichter und schneller herzustellen.

* Wohl aufgrund seines fast weißen Holzes wurde der Ahorn im Brauchtum gerne als Geisterbanner genutzt.

Gundermannkranz binden

Der Gundermann ist nicht nur das traditionelle »Kranzkraut« zum Maifest, er ist auch hervorragend dafür geeignet. Er kann lange Ausläufer bilden, so dass man ihn nicht flechten muss. Es genügt, die Ausläufer in der gewünschten Länge zu ernten und leicht einzudrehen. Die beiden Enden können entweder miteinander verknotet oder mit Hilfe einer dünnen Kordel verbunden werden.

Schokolierter Gundermann

Schokolade im Wasserbad verflüssigen (oder eine Schokofettglasur) und eine Seite des Gundermanns damit bepinseln. Auf einem Pergamentpapier trocknen lassen und dann die zweite Seite in Angriff nehmen. Die Blätter könnten auch getunkt werden, verlieren dabei dann aber ihre Blattform.

(Auch sehr lecker mit Dost, Roßminze, Sauerampfer, Spitzwegerich, Wiesensalbei)

Der Gundermann (*Glechoma hederaceae*)

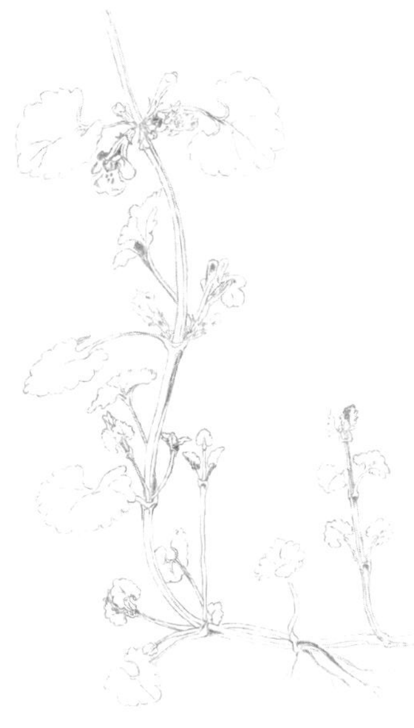

Der Gundermann ist eine 15-40 cm lange, kriechende Staude aus der Familie der Lippenblütler. Sein Stengel ist, wie bei allen Lippenblütlern, vierkantig. An den Nodien (den »Knotenpunkten«), an denen die gestielten, nierenförmigen, behaarten und an den Seiten gekerbten Blätter wachsen, kann das Pflänzchen Wurzeln bilden und schafft so neue Ableger. Seine 15-20mm großen Blüten sind blauviolett und in Scheinquirlen angeordnet und erscheinen zwischen April und Juli. Er wächst in Hecken, unter Büschen und auf schattigen, kurzen Wiesen. Hinter seinem guten Geschmack verbergen sich ätherische Öle, Gerbstoffe, Saponine, Bitterstoffe, Vitamin C und Mineralstoffe (vor allem Kalium). Ernten kann man den Gundermann fast das ganze Jahr hindurch, selbst unter der Schneedecke verbergen sich noch grüne Blätter, allerdings sind diese dann weniger wirksam als die frischen, grünen in der Vegetationszeit. Achtet bitte auch besonders auf den Sammelort, für den Gundermann gilt das gleiche wie für die Schafgarbe (siehe S. 132).

Tee

Infus aus 2-3El auf 1/2 Liter, 2-3 Tassen täglich

- Regt die Galle und die Verdauung an
- Harntreibend
- Entgiftend, schwemmt auch Schwermetalle aus
- Hilft bei Gicht, Rheuma, arthritischen Gelenkschmerzen
- Stärkt das Herz und das Immunsystem
- Fördert die Regelblutung
- Schleimlösend, entzündungshemmend, daher auch sehr gut als Erkältungstee bei Bronchitis, Schnupfen und Mittelohrentzündung

Äußerliche Anwendung

In der äußeren Anwendung gehört der Gundermann zu den hervorragendsten Wundheilmitteln unserer heimischen Flora. Ihr könnt ihn als Kompresse, Waschung, Frischkrautauflage (siehe Grundrezept S. 141) oder in Form eines Wundblättchenöls verwenden.

Kompressentee: Infus aus 2-3 EL auf 1/4 Liter

Wundblättchenöl: Füllt einige Gundermannblätter fest gepresst in ein Schraubglas und stellt es für einen Tag an die Sonne. Die Blätter »schwitzen« auf diese Weise ihren heilsamen Saft aus. Leider hält es sich selbst im Kühlschrank nur für kurze Zeit.

- Heilt Wunden, Geschwüre, Verbrennungen
- Fördert kleine Spreißel/Splitter an die Oberfläche
- Außergewöhnliche Wirkung bei Eiterherden unterschiedlicher Ursache, sogar bei geschlossenen Abszessen*
- Entzündete Augenlider
- Blutende Hämorrhoiden

* Das althochdeutsche Wort für Eiter ist »Gund«.

Über den Gundermann

An dieser Stelle möchte ich zunächst eine kleine »Heckenexkursion« unternehmen. Als Europa von dichtem Buchenwald bedeckt war und sich darin kleine Siedlungen bildeten, versuchte man diese mit großen Hecken vor wilden Tieren und wilden Naturgeistern zu schützen. Die Hecken waren neben Schutz auch Pforte in die Anderswelt. Dementsprechend waren die Heckenpflanzen wie Hasel, Holler, Rose, Weißdorn oder Schlehe Hüter dieser Pforte.* Nun macht der Gundermann keine Hecke aus, aber er wächst liebend gerne unter ihr und gehört somit auch in den Kreis der »Heckenpflanzen«. Ihn um die Stirn gebunden, die blauen Blüten auf dem dritten Auge** liegend, konnte man in der Mainacht in die Anderswelt blicken und den Elfen beim Tanzen zusehen. Zu anderen Zeiten verspricht ein solcher Kranz lebhaftere Träume oder lässt manche Menschen sich überhaupt an nächtliche Träume erinnern.

Der Gundermann war eine wichtige Pflanze für die Heiden, deshalb wurde er wohl auch aus dem Bier verbannt. Vor dem Reinheitsgebot im Jahre 1516 war es üblich, den Gundermann als Bitterstoff und zum Klären des Bieres zu nutzen. Er wurde durch den Hopfen abgelöst, der zusätzlich noch die Libido der Mönche drosseln konnte, da er sogenannten Phytoöstrogene enthält. Ganz anders sah es in England aus, hier wurde der Hopfen sogar bis ins 14. Jahrhundert im Bier verboten, da er angeblich den Geschmack verdarb, die Menschen krank machte und das Leben verkürzen sollte. Ein englischer Name für den Gundermann ist übrigens »alehoof«, übersetzt »Bierhuf«.

Wie auch bei der Fichte, gibt es ein sympathiemagisches Brauchtum, das alles andere als bloßer Aberglaube ist.

* Die Menschen, meist die alten Weiblein, die ins Zwiegespräch mit den Wesen auf der anderen Seite der Hecke vertieft waren und so manches Pflanzengeheimnis erfuhren, wurden Hexen oder Heckenreiterinnen genannt. Diese etymologische Verbindung ist auch beim englischen Begriff »Old hag« (alte Hexe) zu erkennen, vor allem im Norddeutschenraum heißt die Hecke noch heute »Hag«.

** Das »Dritte Auge« kennt man aus dem indischen Kulturkreis und benennt das blauviolette Chakra, das unter anderem für die Hellsichtigkeit zuständig ist. An solchen Bräuchen erkennt man, wieviel von unseren gemeinsamen indoeuropäischen Wurzeln erhalten geblieben ist, denn nicht nur der Gundermann, sondern fast alle blau blühenden Pflanzen wurden im Brauchtum für Hellsichtigkeit genutzt.

Wenn eine Kuh verhext wurde und dadurch Gewebefetzen, Blut oder sogar Eiter in der Milch zu finden waren, gab man den Kühen reichlich Gundermann zu fressen, bestrich das Euter mit ihm und molk durch einen Kranz ab. Verzeichnet ist diese Handlung als Zauberbrauch, doch bei einer pflanzenheilkundlichen Therapie würde man ganz Ähnliches machen: mit einer entzündungshemmenden und Eiterherde reinigenden Pflanze, wie dem Gundermann, von innen und außen behandeln.

Damit die Kuh aber erst gar nicht krank wurde, gab man ihr vor dem ersten Weidegang im Frühling erstmal reichlich Gundermann zu essen. Als Bestandteil der Gründonnerstagssuppe (siehe S. 91) schenkt er auch uns Menschen seine ganze Frühlingskraft.

Der alte Griesgram

In einer Zeit vor unserer Zeit lebte in einem kleinen Dorf ein alter griesgrämiger Mann. Keiner wusste so recht, warum er so ein schlecht gelauntes Gemüt hatte, manche Kinder hatten sogar etwas Angst vor ihm. Auch die bunte Blütenfülle im beginnenden Mai besserte seine Laune nicht. Der Maivollmond stand bevor, und wie es üblich war, machten die Kinder viele Kränze aus dem wundersamen Gundermann. Denn mit einem Gundermannkranz um die Stirn konnte man in jener Nacht die Elfen tanzen sehen, und es gibt kaum etwas Überwältigenderes, als die zarten Lichtgestalten ausgelassen im Mondlicht ihre Reigen vollführen zu sehen. Es ist so, als wenn man ein Glücksgefühl in sich aufnimmt, von dem man das ganze Jahr hindurch erfüllt ist.

Nun, wie gesagt, waren es vor allem die Kinder, die fleißig diese Kränze wanden, vielleicht weil sie der Anderswelt noch näher waren als die Erwachsenen. In der Gruppe der Kinder gab es einen kleinen, sehr freundlichen und mitfühlenden Jungen, der während des Kranzflechtens immer wieder zu dem Haus des alten Griesgrams schaute und sich dachte: »Vielleicht muss er einfach mal wieder das Kleine Volk tanzen sehen, und dann wäre er auch wieder fröhlicher.« Und so beschloss er, dem Alten einen besonders schönen und üppigen Kranz zu schenken. Der Alte reagierte nicht gerade freundlich oder dankbar auf das Geschenk. »So eine alberne Kinderei«, sagte er. Der Junge dachte nur:

»Naja, einen Versuch war es wert.« Doch was niemand in der Mainacht bemerkte, denn der Alte war sowieso nie bei den Feierlichkeiten anwesend, war: Der Alte schlich sich heimlich davon zu einer kleinen Lichtung im nahegelegenen Wald, und auf der Stirn trug er den Kranz aus Gundermann, den ihm der Junge geschenkt hatte. Er war ganz leise und rührte sich kaum, da vernahm er zuerst leise helle Glockentöne, die immer lauter wurden und in deren Melodie sich nun andere zauberhafte Instrumente einflochten. Und da sah er sie: eine große Schar von Elfen, kleinen Wichteln und anderen Naturgeistern. Sie tanzten so ausgelassen, so strahlend, so fröhlich, dass der Alte von einer unglaublichen Woge der Glückseligkeit erfasst wurde. Bis zum Morgengrauen wohnte er dem Schauspiel bei. Er war vollkommen durchgefroren, doch er wusste, dass ihn dieses Erlebnis bis an sein Lebensende mit einem Glücksgefühl erfüllt hatte.

Als er ins Dorf zurückkehrte, krähten die ersten Hähne, und die Dorfbewohner schauten, wenn sie überhaupt schon wach waren, aus müden, verkaterten Augen. Der alte Mann strahlte, Griesgram konnte man ihn nun nicht mehr nennen, und so blieb es auch bis an das Ende seiner Tage. Von nun an war er der freundliche Alte, den die Kinder stets gerne besuchten, denn er hatte ja auch immer irgendeine Nascherei für sie. Dem Jungen, der ihm den Kranz geschenkt hatte, war er auf immer dankbar, denn es ist kein schönes Los, die Welt in trübem, griesgrämigem Licht zu sehen. Eine innige Freundschaft entstand, und beide erlebten gemeinsam noch so manch fröhliche Stunde.

Frühsommerzeit

Kräutersalz

Kräutersalze lassen sich mit frischen oder getrockneten Kräutern herstellen. Ich bevorzuge die frische Variante, auch wenn sie etwas aufwendiger ist, denn hierbei werden mehr Inhaltsstoffe bewahrt.

Mit getrockneten Kräutern: Salz und kleingekerbelte Kräuter mischen.

Mit frischen Kräutern: Kräuter kleinschneiden und mit dem Salz vermengen. Das Salz zieht nun die Flüssigkeit aus den Pflanzen, so dass es auf einem Blech oder Teller nachtrocknen muss, je nach Luftfeuchtigkeit eventuell auch bei 40 Grad im Ofen mit angelehnter Tür.

Geeignete Wildpflanzen (Küchenkräuter gehen natürlich auch): Gundermann, Giersch, Bärlauch, Wiesenschaumkraut, Knoblauchrauke (junge Blätter, im Alter steigen die Bitterstoffe), Dost, Quendel, Brennnessel.

Ein bisschen Wildkräuterküche geht noch

Blütenkarten

Diese Bastelei eignet sich sehr gut für den Kindergartenalltag (zum Beispiel als Mutter- oder Vatertagskarte). Für sich zu Hause kann daraus eine schöne »Dokumentationsreihe« der umgebenden Blütenflora werden oder ein postaler Blütengruß. Man kann die Karten auch für erste Botanisierungsannäherungen als kleines Herbarium nutzen: Man schlägt die gesammelten Blütenpflanzen in einem nach Farbschlüssel gegliederten Bestimmungsbuch nach und ergänzt sie um den Namen der Pflanze. Mit etwas Hilfe der Erzieher können das auch schon Kindergartenkinder.

Ihr bereitet Tonpapierkarten vor (Postkartengröße), klebt zwei Streifen Doppelklebeband darauf und legt dann die ausgewählten Blüten auf das Klebeband. Ist es »blütenvoll«, wird nur noch feiner Sand zum »Abbinden« daraufgestreut.

Rankhilfe

Dazu benötigt man einen etwa 80 cm langen und rund 4 cm dicken Stock – schön sind leicht gewundene Stöcke. In diesen Stock werden in gleichmäßigen Abständen vier Löcher gebohrt. Nun werden dünne Weidenruten in weiten Bögen von Bohrloch zu Bohrloch gefädelt, wobei man manchmal zwei Ruten aneinanderstückeln muss (dies am besten in der Bohrung).

Dieser Stab kann nun als Rankhilfe für andere Pflanzen dienen.

Wenn ihr im (Wald-)Kindergartenbetrieb Rankhilfen herstellt, brauchen die Kinder je nachdem, wie hart das Holz ist oder wie viel ihr den Kindern zutraut, etwas Hilfe. Während meiner Jahre im Wald bastelten wir sie öfters für den Muttertag und zogen im Vorfeld dazu rankende Pflanzen, meist Bohnen vor.

Holunderblütensalbe

Siehe Portrait beziehungsweise Grundrezept S. 139

Der Holunder (*Sambucus nigra*)

Der Holunder ist ein 3-7m hoher Baum oder Busch aus der Familie der Moschuskrautgewächse und wächst gerne an Wegrändern, in Hecken, an Bachufern und in Gärten. Sein markhaltiges Holz wird von einer warzigen Rinde umschlossen, die unpaarig gefiederten Blätter sind gegenständig und leicht gezähnt. Seine weißlich gelben Blüten sind in Trugdolden angeordnet und wandeln sich im Herbst zu schwarz-violetten Beeren. Er blüht zu aller Freude von Mai bis Juli, schenkt uns in seinen Blüten ätherisches Öl, Flavonoide, Schleimstoffe und Gerbstoffe, in seinen Beeren Zucker, Fruchtsäuren, Flavonoide, die Vitamine A, B1, B2, B6, C, Folsäure, Aminosäuren und Mineralien.

Blütentee

Infus von 3 EL Blüten auf 1/2 Liter, 3-4 mal täglich 1 Tasse Tee

- Schleimlösend und schleimhautschützend, daher sehr heilsam bei chronischem und akutem Husten, Stirnhöhlenentzündung, Heuschnupfen, aber auch normalem Schnupfen
- Harntreibend, baut dabei verstärkt überschüssige Harnstoffe ab
- Schweißtreibend
- Hilft bei Rheuma, Kopf-, Zahn-, Ohrenschmerzen und Neuralgien
- Immunsystemstärkend

Beeren als Saft oder Mus

(Die Beeren müssen gekocht werden, da sie sonst Übelkeit und Erbrechen hervorrufen; den Stuhl färben die Beeren ziemlich dunkel, daher bitte nicht erschrecken.)

Zur Prophylaxe 3-4 EL täglich, im Krankheitsfall 6-8 EL

- Stärkt das Immunsystem

- Lindert Rheuma-Nervenschmerzen
- Hilft bei bellendem Husten und Heiserkeit

Blättersalbe

Siehe Grundrezept S. 139

kann zur Hälfte mit Blüten des Klatschmohns ergänzt werden

- Lindert Quetschungen und Verstauchungen
- Hilft bei Frostbeulen

Blütentee Fußbad

(Dauer 10 Minuten, die Hälfte Wasser, die Hälfte Tee)

- Schweißtreibend

Blütentee-Kompresse (kalt oder lauwarm)

- lindert leichte Sonnenbrände
- hilft bei müden überanstrengten Augen und bei Bindehautentzündung

Blütentee-Gurgelwasser

(doppelte Menge an Blüten aufbrühen)

- bei Mandelentzündung und rauhem Hals
- hilft bei kleineren Entzündungen im Mundraum

Blütenöl, Blütensalbe

Siehe Grundrezept S. 139

- Bei empfindlicher, rauher, neurodermitischer Haut
- Gegen leichte Sonnenbrände

Blütenkissen

(kurz überbrühen, auswringen und auflegen)

- Hilft bei Ohrenschmerzen

Über den Holunder

Über ihn gäbe es auch ein ganzes Buch zu erzählen. Ich versuche, mich aufs Wesentliche zu konzentrieren. Drei Attribute stehen im Vordergrund:

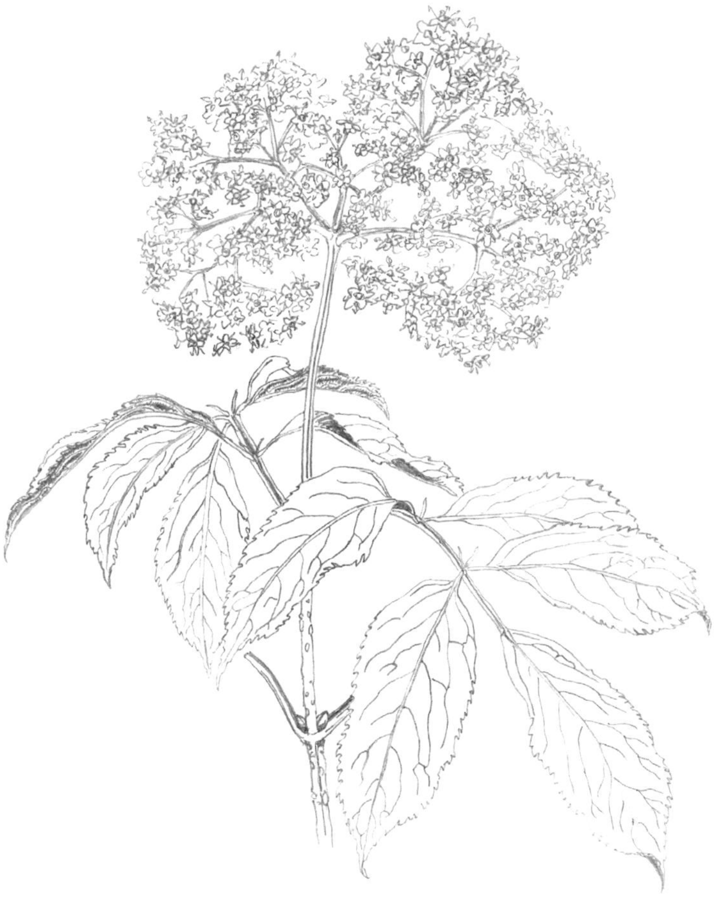

der Holunder als Hof- beziehungsweise Familienbaum, seine Symbolik der Unsterblichkeit und Holunder als Pforte in die Anderswelt.

Auch heute noch findet man Holunderbüsche an alten Häusern oder Höfen, oft auch an Neubauten. Der Holler liebt den Menschen und folgt ihm. So erklärt sich der Glaube, dass die Familie des Hauses eng mit ihm verbunden ist. Stirbt ein Holunder ab, so war das ein Zeichen, dass ihm noch im selben Jahr ein Familienmitglied folgen wird. Er schenkte den Menschen nicht nur, wie oben zu erkennen, reichlich Medizin und Nahrung, sondern auch Schutz vor allerlei bösem Zauber.

Das Bild der Unsterblichkeit ist in manchen Jahren sehr eindrücklich. Zeitgleich mit den fast schwarz glänzenden Beeren tauchen vereinzelt seine sanft weißen, unschuldigen Blüten auf. Die Symbolkraft ist sehr stark, nicht nur, dass Beginn, die Blüte, und Vollendung, die Frucht, nebeneinanderstehen, sondern auch die Farbkontraste weiß und schwarz. Kulturübergreifend standen die Farben Weiß, Rot und Schwarz für Beginn/Geburt, Mitte/Reife, Ende/Tod.* Er ist stark verbunden mit der anderen Welt, daher war es auch nur Waisen gestattet, ihn ungestraft vom Schicksal zu fällen, da bei ihnen durch den Verlust der Eltern diese Verbindung bereits geknüpft war. Man sagte auch, dass man unter dem Hollerbusch einen Eingang ins Reich der Zwerge findet, und wenn man unter ihm einschläft, vom Elfenvolk träumt.

Ein Brauch, über den ich eine Zeitlang nachdenken musste, bis ich ihn verstand oder glaube verstanden zu haben, besagt: Das erste Waschwasser eines Kindes soll man unter den Holunder schütten, damit das Kind später gut auf Bäume klettern kann. Nun ist der Holunder wirklich kein Kletterbaum, aber ein Weltenbaum. Ich verstehe diesen Brauch im Zusammenhang mit dem Erklimmen des Weltenbaums, der Achse, die Himmel und Erde verbindet, ähnlich der Birke in Sibirien (siehe Birke S. 66), das heißt, wenn man das Waschwasser unter den Holler gibt, dann wird das Kind später leichter die Reise in die Anderswelt antreten können, sei es im Traum oder im schamanisch-außerkörperlichen Ritual.

Des weiteren kannte man mit dem Holler noch einige Bräuche zu verschiedenen Festtagen, um Hexen zu erkennen, etwa wenn man sich an Johanni auf einen solchen setzte und sich einen Spiegel vor die Brust hielt.

Zum Schutz vor Fieber vergrub man Salz und Brot unterm Holunder, was eine eindeutige Opfergabe darstellt, auch hier ist wieder die Verbindung zum Haussegensbaum zu erkennen, dem man solche Dienste angedeihen ließ. Wenn das Fieber ausgebrochen war, so konnte man den Namen des Kranken auf ein Blatt Papier schreiben und in die Rinde seines Busches stecken. Das Brauchtum um den Holunder umfasst eine große Menge

* Der Storch, der die Kinder aus der »Anderswelt« zu seinen Eltern bringt, vereint diese Farben. Beim Storch spielen zudem die folgenden Tatsachen eine Rolle, dass ihm diese Aufgabe zugeschrieben wurde: er ist ein Wasser- bzw. Marschlandvogel , zieht im Winter davon, betreibt eine auffällige Brutpflege auf dem Schornstein! (siehe S. 37)

ähnlicher Gesundungsrituale. Der »Heilzauber« für kaputte Zähne, wie bei der Fichte S. 56 beschrieben, existiert auch beim Holunder, nur das hier tatsächlich keine pflanzenheilkundliche Grundlage besteht und es sich um einen rein magisches Ritual handelt.

Fronleichnam

Auf den ersten Blick könnte man meinen, Fronleichnam sei ein Blumenfest, so üppig und schön sind manche Stellen auf dem Prozessionsweg geschmückt, vor allem vor den Außenaltaren.

Dieses rein katholische Fest ist vergleichsweise jung. Es wurde 1264 durch Papst Urban IV. eingeführt und 1317 durch Papst Johannis XXII. auf den zweiten Sonntag nach Pfingsten gelegt. Es existieren zwei unterschiedliche Entstehungsmythen. Die eine erzählt vom böhmischen Priester Peter, der auf seiner Pilgerfahrt nach Rom eine Messe in der Kirche der Heiligen Christina von Bolsena las. Während der Eucharistie zweifelte er an der tatsächlichen Wandlung des Brotes zum Leib Christ. Daraufhin tropfte Blut aus der Hostie, und der Zweifel war beseitigt. Die andere Mythe erzählt von der Nonne Julia von Lüttich im belgischen Kloster Mont Cornilla. Sie hatte immer wieder Visionen von Christi, der sich ein Fest zu Ehren der Eucharistie wünschte. In Lüttich, wo der zukünftige Papst Urban IV. zuvor Diakon war, wurde das Fest 1246 erstmals begangen.

Am Fronleichnamstag (Fron = Herr, lichnam = Leib) wird dementsprechend das Mysterium der Eucharistie, der Leibwerdung Christi, im Brot gefeiert. Dazu trägt der Priester die Monstranz, das Heilige Gefäß der Hostie (entstanden im Zuge von Fronleichnam) durch die Gemeinde und Flure, entlang an Außenaltaren, begleitet von Gebeten und Liedern, und allgegenwärtig der reiche Blumenschmuck. Offiziell beendet dieser Tag die liturgische Osterzeit.

Dieses christlich, katholische Fest hat kein wirklich direktes Gegenstück in der heidnisch-keltischen Kultur. Man könnte allerdings zur Diskussion stellen, ob nicht Parallelen zum symbolischen Opfertod des sommerlichen Sonnengottes bestehen. Dieser gab seinen Leib – ein Blutopfer – im Zeitraum um die Sommersonnwende, um der Erde

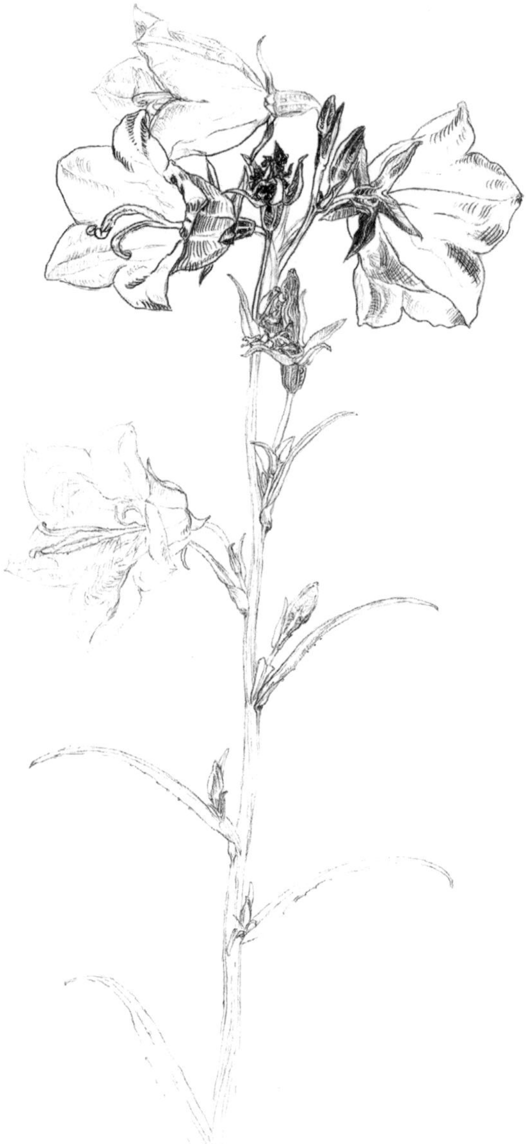

Pfirsichblättrige Glockenblume

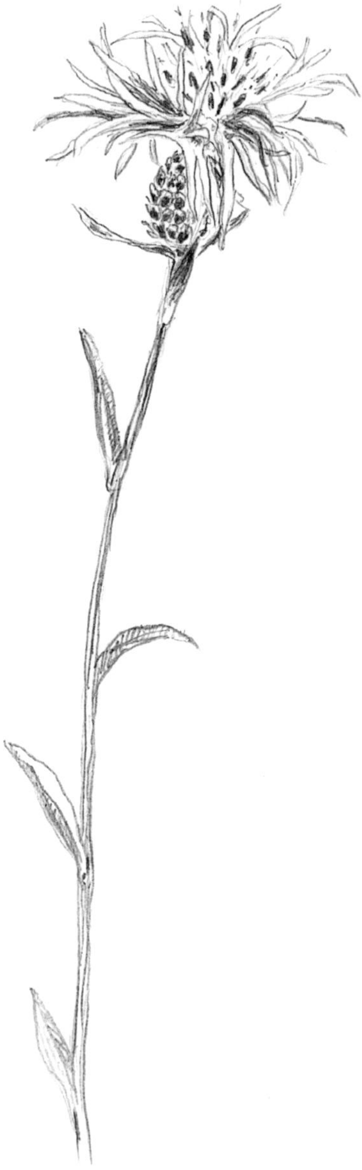

Wiesenflockenblume

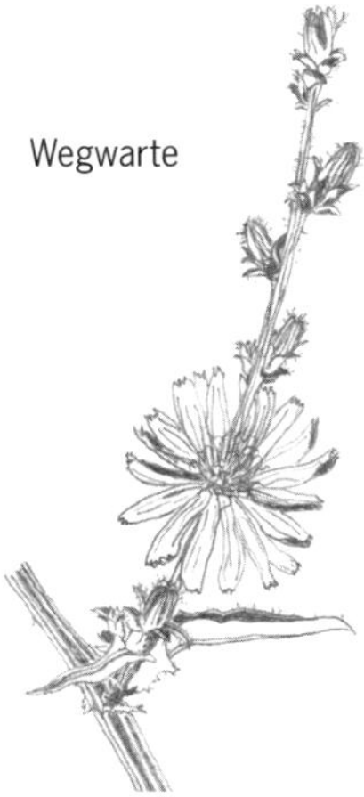
Wegwarte

aufs Neue Fruchtbarkeit zu schenken. Für diese Theorie einer Parallele spricht der extreme Blumenschmuck, Sinnbild der Sommergöttin. Allerdings stellt sich dann die Frage, warum das Fest erst so spät eingeführt wurde und ob der Grund der Einführung nicht eher darin zu suchen ist, dass diese Zeit vom Ende der Kreuzzüge, der großen Hungersnot* 1315-1317 und der allgemein apokalyptischen Stimmung geprägt war.

Sommersonnwende – Johanni

Die Sonne hat ihren Zenit erreicht, die kürzeste Nacht und der längste Tag im Jahr sind da. Und wieder wurde gefeiert mit Feuer, Tanz und anderen Freuden. Es war vor allem ein Fest der Fruchtbarkeit, und die vielen Bräuche drehten sich um eben dieses Thema. Die unverheiratete Jugend orakelte fleißig, wer der Liebste sein werde und wann er kommen würde. Man sprang gemeinsam übers Sonnwendfeuer, um die partnerschaftliche Verbindung zu stärken, um für Gesundheit und Fruchtbarkeit zu bitten, meist gegürtet mit einem Beifußkranz. Der Beifuß hat viele Namen, auch Sonnwendgürtel. (Sogar der große germanische Donnergott Thor trägt einen solchen Gürtel. Der Sage nach schenkt er ihm doppelte Kraft.) Auf der gesamten Nordhalbkugel umgeben den Beifuß eine Vielzahl von sehr ähnlichen Bräuchen und Mythen (siehe auch Sankt Martin und Seite 24/25). In der Heilkunde wird und wurde er unter anderem zur Fruchtbarkeitssteigerung verwendet und hilft den Gebärenden bei der Geburt. (Während der Schwangerschaft darf er aber nicht verwendet werden, da seine wehenfördernden Eigenschaften sonst zu einem Abgang führen können – in den vergangenen Jahrhunderten nutzte man ihn aber leider auch zu diesem Zweck.)

Die Kirche legte auf dieses große Fest die Geburt von Johannes dem Täufer, einer der bedeutendsten Gestalten der christlichen Mythe.

* Diese Hungersnot wird auf die beginnende sogenannte Kleine Eiszeit zurückgeführt.

Das Johanniskraut (*Hypericum perforatum*)

Das echte Johanniskraut ist eine 30-60cm hohe Staude aus der Familie der Hartheugewächse. Am liebsten wächst es auf Magerrasen, Weiden, Brachen, Wegrändern, Dämmen und Böschungen. Sein Stengel ist zweikantig, die Blätter sind eiförmig und mit durchscheinenden Öldrüsen durchsetzt. Auf der fünf Kronblätter umfassenden, etwa 20 mm großen hübschen, etwas zerzaust anmutenden gelben Blüte erkennt man kleine schwarze Punkte (ebenfalls Öldrüsen). Es blüht von Juni bis September, dies ist auch die Zeit der Ernte. Viele Kräuterleute sammeln nur die Blüten, ich nehme das ganze Kraut, das reich an Hypericin, Flavonoiden, Gerbstoffen und ätherischen Ölen ist.

Zudem verwende ich mit guten Ergebnissen auch nicht ausschließlich das »Echte Johanniskraut«. Es hat zwar den höchsten Gehalt an Wirkstoffen, seine Gattungsgeschwister können ihm aber teilweise recht nahekommen. Ein einfacher Test kann den Gehalt prüfen: Zerreibt eine Knospe zwischen den Fingern, wenn sie eine deutlich blaurote Spur hinterlässt, könnt ihr die Pflanze verwenden.

Wenn ihr das Johanniskraut äußerlich und in höheren Dosen innerlich verwendet, solltet ihr euch nicht direkt der Sonne aussetzen, da es sonst zu Hautreizungen oder Sonnenbrand kommen kann. Faszinierend dabei ist, dass es als Ölauszug oder Salbe leichte Sonnenbrände heilen kann.

Tee

Infus aus 2-3 TL auf ½ Liter Wasser, 2-3 Mal täglich eine Tasse

- Wirkt entzündungshemmend, antiviral, antibakteriell (kann sogar das Wachstum des gefährlichen Staphylokkokus aureus, des sogenannten Krankenhauskeims hemmen)
- Fördert die Genesung nach schwerer Krankheit
- Wirkt beruhigend, erhöht die Ausschüttung des Schlafhormons Melatonin und ist daher ein natürliches Schlafmittel (zu diesem Zweck 1 Tasse am Nachmittag und am Abend trinken)
- Stärkt den Kreislauf
- Gleicht Wetterfühligkeit aus
- Hilft bei schmerzhaftem trockenem Husten
- Regt die Verdauungsdrüsen an und hilft bei Koliken
- Ist entwässernd

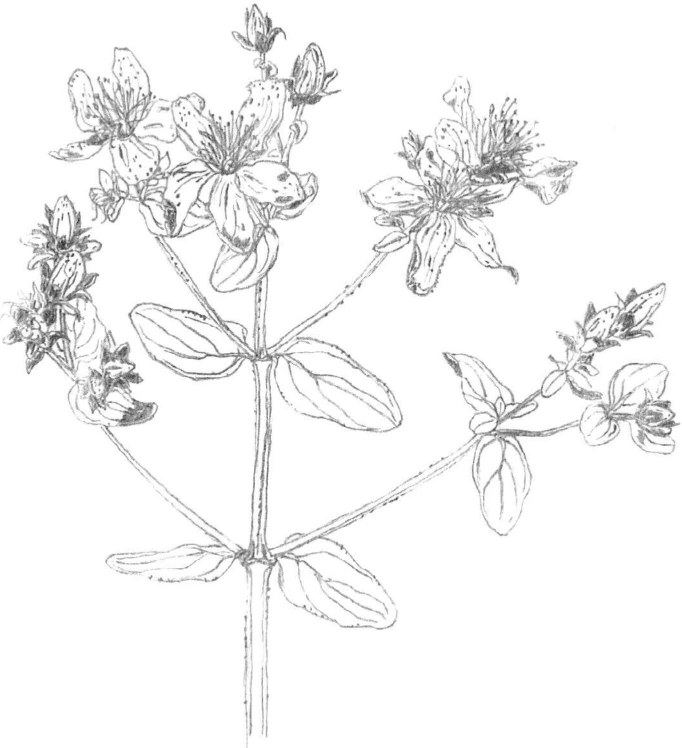

Johanniskraut bei depressiver Verstimmung und bei Depressionen
Die bekannteste Anwendung des Johanniskrauts ist seine positive Wirkung auf die menschliche Seele. Eine Depression hat im Gegensatz zur depressiven Verstimmung ein stärkeres Ausmaß in der Dauer, den Symptomen und Nebenwirkungen und sollte ärztlich begleitet werden. Es gibt viele Ursachen für diese Erkrankung, angefangen von der Menopause, dem Prämenstruellen Syndrom bis hin zur Winterdepression aufgrund von mangelnder Sonneneinstrahlung.

Die mit einer Depression einhergehenden Beschwerden wie Müdigkeit, Kopf- und Rückenschmerzen, Magen- und Herzschwäche werden durch die Tee- oder Tinkturkur mitbehandelt.

Teetherapie: Infus aus 2 EL auf 1/2 Liter, 2-3 Mal täglich, mindestens über 2 Monate hinweg.

Statt des Tees kann auch Johanniskrauttinktur eingenommen werden.

- **Tinkturtherapie:1 TL Tinktur drei Mal täglich mit einem Glas Wasser trinken, Dauer der Anwendung ebenfalls mindestens 2 Monate**

Das Johanniskraut braucht für diese Anwendung eine gewisse Anlaufphase. Der Wirkungseintritt beginnt nach 2-3 Wochen und steigert sich bis zur sechsten Woche.

Tinktur (nach dem Grundrezept S. 138)
Innerlich: 15 Tropfen dreimal täglich mit einem Glas Wasser einnehmen
Äußerlich: auf 1 Liter Teilbad etwa 2 EL

- Gleiches Wirkspektrum wie der Tee
- Äußerlich bei Verletzungen und Nervenreizungen aller Art

Mundspülung

Infus aus 2-3 TL auf 1/4 Liter, 1 TL Tinktur auf 125 ml lauwarmes Wasser

- Entzündungen der Mundschleimhaut

Ölauszug, Salbe

Siehe Grundrezept S. 139

- Wundheilend (hier vor allem Ölauszug oder Salbe aus unreifen Samen)
- Hilft bei Rheuma, Hexenschuß, Nervenschmerzen und -reizungen
- Schmerzlindernd bei Zerrungen, Verrenkungen, Schwellungen, Geschwüren, Gürtelrose
- Heilt leichte Sonnenbrände, Frostbeulen, Verbrennungen durch Hitze

Über das Johanniskraut

Das Johanniskraut ist, seiner Blütezeit entsprechend, ein absolutes Kind der Sonne. Nicht nur, dass es Licht in die Seele und den Geist bringt und uns damit aus »dunklen Tälern« führt, zuviel von ihm lässt unsere Haut in Kombination mit der Sonne »anbrennen«, doch gleichzeitig heilt es die Folgen von zu viel Sonne. Im Brauchtum konnte man mit ihm schwarzmagisches Blendwerk entlarven und sich vor solchem und anderen Zaubern schützen. Es wurde häufig auch an Hof- und Haustüren zum Zwecke des Schutzes plaziert. Außerdem verstreute man sein Kraut in den Winkeln der Scheune, um die schadbringenden Ratten fernzuhalten, oder mischte es verzauberten (kranken) Tieren unters Futter. Wenn der Sommer mit Gewitter, Blitz und

Hagel zur Gefahr für Hof und Ernte wurde, verräucherte man es im Herdfeuer, warf Kränze auf das Dach oder steckte es kreuzweise in die Fenster.

Es ist eine segensreiche Pflanze, unser Johanniskraut, so segensreich, dass Wöchnerin und Kind in dieser einst kritischen Phase des Lebens zum Schutz damit abgeräuchert wurden. Es ist so segensreich, dass es, einer der vielen Geschichten nach, den Teufel derart erboste, dass er eine Nadel nahm und damit die Blätter malträtierte. Die Folgen sind noch heute zu sehen, wenn man ein Blatt gegen die Sonne hält. Andere Geschichten und Mythen behandeln den roten Saft der Knospen und Blüten. Es mutet ja fast magisch an: Zerreibt man eine strahlend gelbe Blüte, ist das, was zurückbleibt, von rot-violetter Farbe! Die Legenden erzählen vom Blut eines Elfleins, vom Blut Johannis des Täufers oder von Christi Blut, das auf ein gelbes Pflänzlein tropfte, das dieses Blut aufnahm und auf ewig in sich trägt.

Kandierte Blütenpracht

Zutaten: 1 Eiweiß, 2-3 EL Zucker, 1-2 gehäufte Händevoll Blüten (siehe S. 103)

Eiweiß gut schaumig schlagen und damit vorsichtig die Blüten bepinseln. Den Zucker behutsam über die Blüten streuen und anschließend auf ein Backpapier legen. Das Blech in einen auf 50 Grad vorgeheizten Ofen geben, nach Möglichkeit auf Umluft schalten und die Ofentür einen Spaltbreit offenlassen. Im Durchschnitt sind die Blüten nach 20 Minuten fertig.

Blätter können übrigens auf die gleiche Art verzuckert werden, ein Unterfangen, bei dem man auch nicht so viel Fingerspitzengefühl benötigt.

Blütengetränke

Siehe S. 103/107

Blütenkekse

In einen einfachen Mürbteig diverse Blütenblätter (Ringelblume, Kornblume, Lavendel, Malve, Rotklee, Gundermann und vieles mehr) mit einarbeiten.

Blütenzucker
Frische Blüten in Zucker geben. Da auch Zucker Wasser zieht, muss er, ähnlich wie beim Kräutersalz, auf einem Teller nachgetrocknet werden. Verwenden könnt ihr dieselben Blüten wie für die Kekse.

Gewisse Blüten haben ein intensives Eigenaroma, das sie an den Zucker abgeben, wie etwa Rosen, Lavendel oder Mädesüß (*Filipendula ulmaria*). Letztere einen halben Tag angewelkt, schenkt dem Zucker eine angenehme Mandelnote – optisch gewinnt der Zucker dabei aber leider nicht wirklich dazu.

Die weisse Schafgarbe

In einer Zeit vor unserer Zeit hatten all die vielen Sommerblumen noch dieselbe Farbe. Ob groß oder klein, Rispe oder Dolde, alle waren sie weiß. Es würde die Aufgabe der Göttin des Sommers sein, den Blumen ihre Farbe zu schenken. Belisama, Blütenmaid des Sommersonnengottes Belenos, war sie genannt. Sie liebte bunte Farben und blütenfeine Düfte. Belenos gab sich alle Mühe, seine Sonne sanft, doch kräftig genug auf die Erde strahlen zu lassen, damit die zukünftigen Farben für seine Geliebte leuchteten und die Blütendüfte ihr schmeichelten.

Schon damals – wie auch heute noch – besuchte der Regenbogen im Sommer recht häufig die Erde und ihre Götter. Eines Tages brachte er der Blütenmaid ein wunderbares Geschenk. Es war ein großer Topf, gefüllt mit all seinen Farben. Belisama freute sich sehr, denn nun konnte sie endlich mit ihrer Arbeit beginnen. Sie band ihr langes goldblondes Haar zu einem Zopf, schürzte ihr Kleid und nahm den großen Farbtopf entgegen.

All die Pflanzen des Sommers wurden zunächst gefragt, welche Farbe sie gerne hätten; dann tauchte Belisama die Spitze ihres Zopfes wie einen Pinsel in den großen Farbtopf des Regenbogens und malte die Blüten an. Es waren vor allem Kräuter und Blumen, deren Blüten sie eine Farbe schenkte. Die meisten Bäume und Sträucher hatten ja im Frühling bereits geblüht.

Es war ein herrliches Fest der Farben, jedes Pflänzchen freute sich und fing gleich an, noch mehr zu duften. Natürlich gab es auch solche,

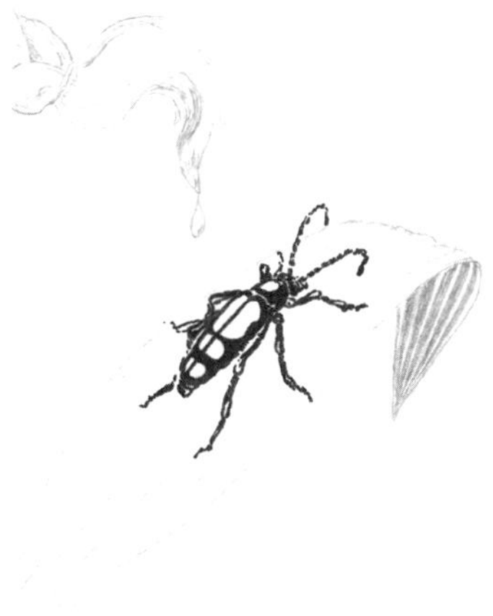

die ihre weiße Farbe liebten und behalten wollten. Aber auch sie waren von der ausgelassenen Stimmung verzaubert und dufteten mit. Die Blütenmaid war in einem solchen Malrausch, dass selbst Schmetterlinge, Käfer und sogar einige Steine rote, grüne, gelbe und blaue Tupfen abbekamen. Und ehe die Blütenmaid sich versah, war der Topf leer, doch die Arbeit war noch nicht vollbracht: Ein Pflänzchen fehlte noch. Es hatte hübsche augenbrauengleiche Blätter und zu einer Dolde aneinandergereihte kleine Körbchen als Blüten.

Belisama war ganz betrübt, denn sie wusste, dass dieses Pflänzlein auch von einer Farbe geträumt hatte. »Was hab ich nur gemacht? Hab im Farbenrausch alle Umsicht verloren.« Sie kniete sich neben die kleine weiße Blume und sprach ihr tröstende Worte zu:

»Es tut mir so leid, vor allem weil der Regenbogen mir nicht noch einmal ein solches Geschenk machen kann, denn dann hätte er selbst keine Farben mehr. Aber irgendetwas wird mir schon einfallen, um meine Torheit wieder gutzumachen.

Es werden nicht deine Farben sein, sondern etwas ganz Besonderes an dir, dessetwegen die Menschenkinder, die bald kommen werden, dich bewundern und ehren werden. Bitte sei nicht traurig. Nach Sonnenuntergang kommt Belenos nach Hause. Gemeinsam wird uns etwas einfallen.« Sie strich der kleinen Blume über die Blüte, die Berührung tröstete sie, doch ein wenig Traurigkeit blieb zurück.

Am Abend erzählte Belisama ihrem Geliebten von dem Missgeschick.

»Ich schenke den Blüten der Pflanzen ihre Farben, und du schenkst ihnen ihre Heilkraft. Einem Pflänzchen konnte ich leider kein Geschenk machen. Liebster Belenos, schenk du ihm mehr als du vorgehabt hast, um meinen Fehler wieder gut zu machen.«

»Meine schöne Belisama, wie könnte ich dir je eine Bitte abschlagen. Ich werde gleich Morgen vor Sonnenaufgang zu dem Pflänzchen gehen und ihr eine besondere Gabe schenken.

Und wenn dich das nächste Mal der Farbenrausch packt und Umsicht und Besonnenheit in weite Ferne rückt, dann solltest du an dem Pflänzchen riechen. Denn sie soll von nun an jedes Wesen zurück in seine Mitte führen. Sei es das Leiden im Unterleib, im Magen oder Kopf, sie wird den Ausgleich schaffen, ganz gleich, ob zu viel Hitze oder zu viel Kälte die Ursache sind.«

Die Blütenmaid küsste den Sonnengott und sprach: »Ich danke dir. Es ist eine wunderbare Idee, ein Sommerkraut zu haben, dass sogar das sprunghafte Wesen und temperamentvolle Gemüt seiner Götter auszugleichen weiß.«

»Du meinst wohl seiner Göttin? Wer hat denn dem Farbrausch frohlockt und nicht aufgepasst, geschweige denn nachgedacht?« »Aber du lässt es bei deinen Gewittern oft ziemlich laut krachen und donnern, auch nicht gerade ein Zeugnis für Besonnenheit!« Und so neckten sich die beiden noch lange bis in die Nacht hinein – ausgelassen, lachend, jagend, tobend und tollend, dass so manche Sterne schnuppten.

Dann, ganz früh am Morgen, gingen sie Hand in Hand zu der kleinen weißen Blume. Belisama kniete sich neben sie und flüsterten ihr zu:

»Durch meinen Fehler hast du leider keine Farbe bekommen, doch Belenos ist nun bei mir, und ich hoffe, dass er dich mit seinem Geschenk trösten wird. Er wird dir Heilkräfte verleihen von ganz besonderer Art.« Wieder strich sie der weißen Blume über die Blüte und trat einige Schritte zurück. Nun war es Belenos, der sich neben das Pflänzlein kniete. Er legte seine Hände um dessen Blütenkopf und hauchte es an. Sogleich schien es ein Stück zu wachsen und wundersam zu duften.

»Die Menschenkinder werden dich für vielerlei Krankheit nutzen, denn kaum eine Pflanze hat so viel Heilkraft, wie du sie nun hast. Du

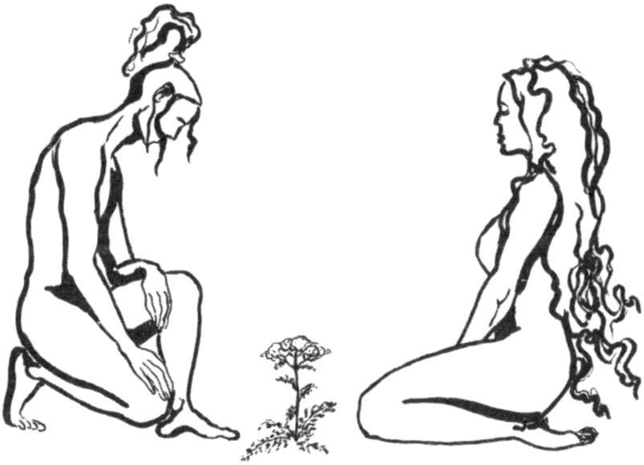

brauchst nicht mehr traurig sein, dass dein Kleid in keiner bunten Sommerfarbe leuchtet, denn deine Heilkräfte strahlen mehr als eine Farbe es vermag.«

Die weiße Blume war sehr gerührt, sehr glücklich und auch ein wenig verlegen.

Wahrscheinlich ist es eben diese Verlegenheit, die den besonders heilkräftigen Schafgarben die Blütenwangen rötet, denn man sagt, sogar noch heute, dass eine Schafgarbe die rosa blüht, besonders viel Heilkraft besitzt.

Die Schafgarbe (*Achillea millefolium*)

Die Schafgarbe ist eine 20-40 cm hohe Staude, kann aber bei starkem Bewuchs der Umgebung auch bis zu 70 cm hoch werden. Sie gehört zur Familie der Korbblütler, wächst auf Wiesen, an Weg- und Feldrändern und kann eigentlich nicht mit einer anderen Pflanze verwechselt werden. Ihre Blätter sind fein fiedrig und im Frühjahr zunächst eine Blattrosette, die sich dann an den Stengeln »streckt«. Diese sind zäh und unverzweigt, die kleinen Korbblütchen sind in einer Scheindolde angeordnet und bei näherem Hinsehen deutlich als solche zu erkennen. Die Blütezeit erstreckt sich meist von Juni bis September, zu Heilzwecken kann das blühende Kraut in diesem Zeitraum geerntet werden. Die Schafgarbe enthält Bitterstoffe, Gerbstoffe, Flavonoide, Kieselsäure und ätherische Öle mit Proazulen (wobei der höchste Gehalt in der Blüte ist).

Grundsätzlich sollte nur an »sauberen« Orten gesammelt werden (siehe Sammelleitfaden S. 173). Bei manchen Pflanzen, so auch bei der Schafgarbe, ist es von besonderer Bedeutung. Sie ist eine regelrechte Bodensaniererin, das heißt, sie nimmt Giftstoffe aus dem Boden auf und lagert sie in ihrem Gewebe ein. Viele der sogenannten Entgiftungspflanzen besitzen diese Eigenschaft, so, wie sie uns reinigen, tun sie es mit dem Boden.

Tee

Infus aus 1-2 EL auf 1/2 Liter, 2-3mal täglich 1 Tasse

- Magentonisierend, bei Magenschmerzen gibt es kaum etwas Besseres, egal ob diese durch zu viel oder zu wenig Magensäure hervorgerufen wurden.
- Regt die Galle und den Appetit an
- Fördert regelmäßigen Stuhlgang, wirkt entblähend
- Stärkt und schützt die Leber vor exogenen und endogenen Toxinen
- Ist stark entkrampfend bei Magen- und Regelschmerzen*
- Gleicht Monatsblutungen aus, das heißt verringert bei zu viel, fördert bei zu wenig

* Bei Regelschmerzen solltet ihr in der Woche vor der Periode mit der Kur beginnen und den Tee erst in der Mitte der Periode wieder absetzen. Noch besser in einer gleichgewichtigen Mischung mit Frauenmantel, Gänsefingerkraut, Beifuß und Dost.

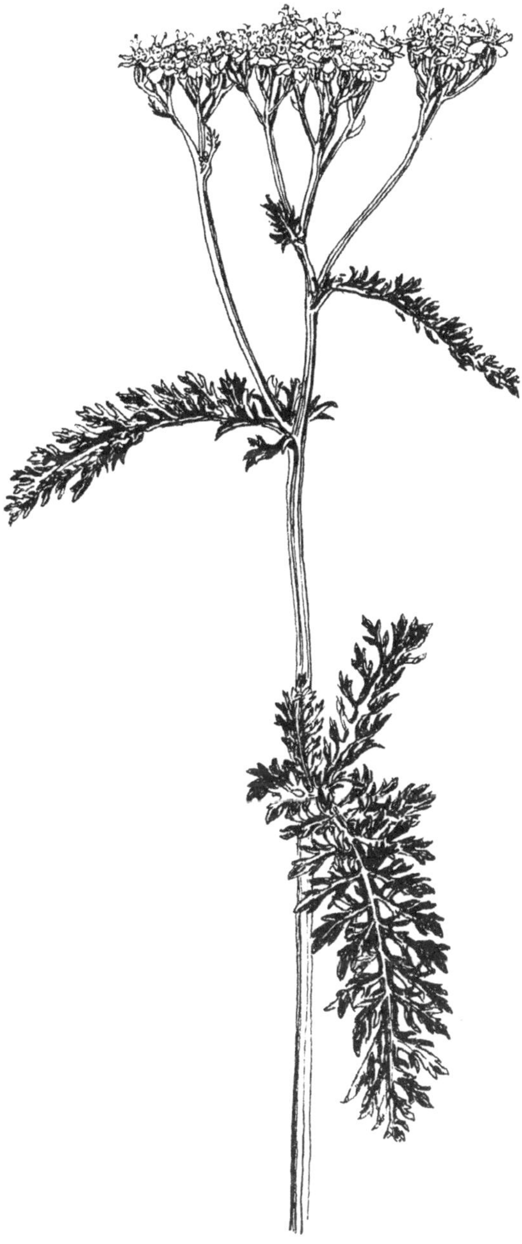

- beruhigt die Herzfrequenz und steigert dabei seine Leistung
- fördert periphere, venöse Durchblutung
- wirkt antibakteriell
- leicht fiebersenkend

Dampf

2 EL mit 1,5 Liter kochendem Wasser übergießen, 2-3 mal täglich

- Atemwegsentzündungen
- Verschleimung aufgrund von Allergie

Sitzbad

Infus aus 1-2 Handvoll Kraut auf 2 Liter dem Sitzbad hinzufügen

- Lindert Unterleibskrämpfe und -schmerzen
- Wirkt gegen Pilzinfektionen im Genitalbereich
- Hilft bei entzündeten und blutigen Hämorrhoiden, fördert deren Rückbildung

Kompresse

Siehe Grundrezept S. 141

Infus aus 3-4 EL auf 1/2 Liter, 1 mal täglich oder als regelmäßige Kur 2-3 mal wöchentlich

- Stärkt die Venenwände, fördert den venösen Rückfluß (diese Eigenschaften helfen bei Krampfadern, Kreislaufstörungen und erhöhtem Blutdruck)
- Wirkt heilend und schmerzlindernd bei entzündeten Gelenken

Salbe

Siehe Grundrezept S. 139

- Wundheilend
- Hilft bei Geschwüren und Fisteln
- Blutstillend
- Keim- und pilzhemmend

Frischpflanzenauflage

Siehe Grundrezept S. 141

- Blutstillend
- Wundheilend
- Zahnschmerzlindernd (dazu langsam am betroffenen Zahn kauen)

Über die Schafgarbe

Hinter ihrer auf den ersten Blick recht unscheinbaren Erscheinung verbirgt sich ein großer Pflanzengeist, der durch und durch ein ausgleichendes Prinzip verfolgt. Sie mindert oder fördert die Monatsblutung, gleicht zu viel oder zu wenig Magensäure aus, zentriert den Geist allein durch ihren Duft. Ein alter Name ist Soldatenkraut. Noch im 2.Weltkrieg wurden die Schulkinder losgeschickt, um die Pflanze zu sammeln, weil man sie in den Lazaretten an der Front als Wundmedizin benötigte. Ein anderer alter Name ist »Augenbraue der Venus«, in Anlehnung an ihre schönen Blätter und ihren Gebrauch als Frauenheilkraut.

Wenn man das Kriegshandwerk als männlich betrachtet, so vereint sie sogar das weibliche und das männliche Prinzip, ähnlich ihrem botanischen Namenspaten. Die meisten kennen Achill nur als großartigen Kämpfer im Trojanischen Krieg, doch vor dieser Zeit war er ein musevoller Geist, der in einem Harem lebte, umgeben von Frauen. Seine Mutter, die Meeresgöttin Thetis, hatte ihn dort hingebracht, um ihn vor dem ihm vorausgesagten Schicksal* zu schützen. Erst der kluge Odysseus schaffte es mit einer List, ihn zum Krieger zu machen.

Die Schafgarbe galt auch als Orakelpflanze. Mit ihr wurde zu diesem Zwecke während der Rauhnächte geräuchert. In England drehten junge Mädchen drei Mal ein Blatt in der Nase herum und dachten dabei an ihren Liebsten, und wenn die Nase zu bluten begann, sollten sie im folgenden Jahr zusammenkommen. In Frankreich legten sich Kinder hingegen die Blätter vor dem Einschlafen auf die Augen, um schöne Träume zu bekommen;

* Die Weissage lautete, dass er den Tod auf den Schlachtfeldern von Troja finden würde. Aus diesem Grund tauchte sie den Säugling auch in den Styx, auf dass er unverwundbar werde, doch an der Ferse hielt sie ihn fest und dort wurde er tödlich verwundet.

auch der Traum kann eine Form der Weissagung sein. Die wohl berühmteste Anwendung dieser Art weist China auf. Hier wurden die Stengel der Schafgarbe für das I Ging benutzt.*
Außerdem war sie als Frauenheilpflanze fester Bestandteil des Mariä Himmelfahrt-Buschens (siehe S. 146), ihre Blätter waren Teil der Gründonnerstagssuppe und man betrieb allerlei Sympathiemagie (siehe S. 56) mit ihr.

In den letzten Jahren gab es eine höchst interessante medizinische Studie über die angstlösende Indikation der Schafgarbe. Es wurde im Tierversuch nachgewiesen, dass ihre Wirksamkeit diesbezüglich jener von Diazepam** gleichkommt. Im 13. Jahrhundert schrieb Albertus Magnus, dass man beim Aufsuchen von Spukplätzen etwas Schafgarbe und Brennnessel bei sich tragen solle als »magischen« Schutz vor der Angst, die einen dort befällt. Wie schon bei der Fichte und beim Gundermann erwähnt, verbirgt sich hinter scheinbar bloßem Aberglauben manches Mal doch ein umfangreicheres Wissen, als wir es in dieser allzu aufgeklärten Zeit wahrhaben wollen.

Sommerliches

Mohnpüppchen (*für den Waldkindergarten*)
Aus dem sehr empfehlenswerten Buch von Gertrud Scherf »Alte Nutzpflanzen wieder entdeckt« habe ich dieses nette kleine Püppchen entnommen.

Man nimmt einen Klatschmohn, schneidet den Stengel etwa 10 cm unterhalb der Blüte ab, so auch ein weiteres etwa 5 cm langes Stengelstück. Nun legt man den 5 cm langen Abschnitt (die »Arme«) unter die Blüte, faltet die Blütenblätter vorsichtig um und bindet diese unterhalb der »Arme« mit einem Faden zusammen. So haben die Kinder ein rotgewandetes Fräulein mit stubbeligen schwarzen Haaren (die Staubblätter).

* Das I Ging ist ähnlich dem Tarot eine Möglichkeit, die Vergangenheit, die Gegenwart und die Zukunft für sich klarer zu erkennen.

** Diazepam, ursprünglich als »Valium« vermarktet, macht auf körperlicher und psychischer Ebene stark abhängig und hat eine ganze Liste an schwerwiegenden Nebenwirkungen.

Schafgarbensalbe
Siehe Portrait beziehungsweise Grundrezept S. 139

Spitzwegerichsalbe
Siehe Portrait S. 147 beziehungsweise Grundrezept S. 139

Der Geruch des Sommers
Duftendes Raumspray
10-20 Tropfen ätherisches Öl auf 80 ml 32 % Korn (oder eine Tinktur) und 20 ml Wasser in einer Sprühflasche vermischen; vor Gebrauch kräftig schütteln. (für ein Deo 30 ml Korn, 70 ml Wasser)

Badezusätze
Mit ätherischem Öl
Totes Meer-Salz mit Deo, mit ätherischem Öl versetztes Hydrolat, besprühen bis gesättigt, ab ins Badewasser oder im Dunkeln abtrocknen lassen und in ein Glas abfüllen

Mit frischen Pflanzen
Frische Pflanzenteile gemeinsam mit feinem oder grobem Meersalz in ein Glas geben und mindestens 1 Monat ziehen lassen (Beispiel: auf 1 kg Salz etwa 10 belaubte Dost-Stengel).

Blütentinten
Siehe die Rezepte für Pflanzentinten auf S. 168

Heilkunderezepte

Kräutertrocknung

Pflanzen sollten immer dunkel und luftig getrocknet werden.

Dazu die trocken gesammelten Pflanzenteile zu kleinen Sträußen zusammenbinden und kopfüber aufhängen oder auf ein Gitter oder einen Karton legen. Wenn die Pflanzen vollkommen durchgetrocknet sind, werden sie in einem luftdichten Glas dunkel gelagert. Nach Möglichkeit sollten die Pflanzenteile kaum zerkleinert werden, durch mehr Oberfläche verlieren sich die Wirkstoffe schneller. Bei guter Lagerung sind sie über ein Jahr haltbar.

Teezubereitung

- Infus: Pflanzenteile überbrühen, nach etwa 3-5 Minuten abseihen; geeignet für »zarte« Pflanzenteile (Blüte, Blatt, Stengel)
- Dekokt: Pflanzenteile einige Stunden in kaltem Wasser ansetzen, anschließend aufkochen (5-10 Minuten), abseihen (Holz, Wurzeln, Kieselsäure)

Dosis und Dauer

- Dosierung: Faustregel: 2-3 El auf 3/4 Liter
- Kur: Wenn man eine Teekur vornehmen möchte, sollten den Tag über verteilt durchschnittlich 1 Liter getrunken werden. Bei dauerhaften Teeanwendungen kann es zu Gewöhnungseffekten kommen. Um diese zu vermeiden, nach etwa 4 Wochen zu anderen Kräutern mit demselben Wirkspektrum greifen.
- Akut, etwa bei einer Grippe, kann man die tägliche Teemenge auf 2 Liter erhöhen.

Tinkturen

Zerkleinerte Pflanzenteile in ein sauberes Gefäß mit Schraubverschluß geben (3/4-voll) und mit Alkohol (durchschnittlich 38 %) auffüllen, mindestens 40 Tage im Dunkeln stehen lassen. Diese Zeit bezieht sich auf den rein stofflichen Übergang der Inhaltsstoffe in das Auszugsmedium. Nach meiner Überzeugung benötigt das Wesen der Pflanze für den Übergang allerdings länger, und da ich eine Pflanze nicht als reinen Lieferanten von Inhaltsstoffen sehe, belasse ich die Pflanzenteile im Alkohol, bis die Tinktur aufgebraucht ist. Diese sind derart mit dem Alkohol durchtränkt, dass keine Schimmelgefahr besteht.

Ölmazerat (Ölauszug)

Frische Pflanzenteile (*nicht* vorher waschen) in einem Schraubglas mit Öl übergießen. Das Öl sollte dabei 2-3 cm über den Pflanzenteilen stehen. *Wichtig* ist, den Ansatz den ersten Monat alle 2-3 Tage zu schütteln, so dass die Pflanzenteile stets mit Öl bedeckt sind oder vollkommen gesättigt, sonst besteht Schimmelgefahr.
Auch im Öl sollte die Pflanze mindestens 4-5 Wochen ausgezogen werden. Aus den gleichen Beweggründen wie bei der Tinktur behalte ich das Pflanzgut auch im Öl länger. Wird dieses allerdings nicht mehr davon bedeckt, gieße ich das Öl ab, denn im Gegensatz zum Alkoholauszug, besteht dann Schimmelgefahr.
Geeignete Öle

- Olivenöl: universal
- Mandelöl: zieht tief in die Haut ein
- Sesamöl: zieht langsam ein
- Jojoba: sehr verträglich, hält ewig

Salben

Die beschriebene Vorgehensweise mit dem Wasserbad ist für den Hausgebrauch. Für das Salbenkochen im Kindergarten oder bei anderen pädagogischen Maßnahmen würde ich die »Öfchenstövchen« empfehlen, die es jedem Teilnehmer auf einfache Weise ermöglichen, seine eigene Salbe herzustellen. Das Öfchenstövchen ist eine umgedrehte leere Blechdose mit einigen Löchern darin. Man stellt die Dose mit der geschlossenen Fläche nach oben über ein Teelicht. Die Löcher sorgen für genügend Sauerstoff, damit die Flamme nicht erlischt. Die Fläche wird so heiß, dass alle Zutaten problemlos schmelzen und am Ende eine Salbe entsteht. (Weise die Kinder deutlich darauf hin, dass die Dose sehr heiß ist und nur unten, auf Höhe des Teelichts angefasst werden kann. Ich habe viel Erfahrung mit Kindern und Erwachsenen bei dieser Art des Salbenkochens und muss anmerken: Es waren überwiegend die Erwachsenen, die sich die Finger leicht verbrannt haben...)

Grundrezept (für 60 ml Salbe):
30 ml Öl, beziehungsweise Ölmazerat
8 g Wollwachs (Fett aus Schafwolle, heißt auch *Adeps lanae* oder Lanolin anhydrid)
4 g Bienenwachs
Zutaten in einem feuerfesten Gefäß ins Wasserbad geben, unter Rühren so lange bei mittlerer Stufe erhitzen, bis eine homogene Masse entsteht, dann abfüllen.

Salbe mit ätherischem Öl
Vorgehensweise wie beim Grundrezept, wenn die Masse homogen ist, das heißt kurz vor dem Abfüllen, 10-15 Tropfen ätherisches Öl hinzufügen.

Salbe mit frischen Pflanzenteilen
Jeweilige Pflanzenteile etwa 30 Minuten unter Rühren in Öl auf etwa 70 Grad erhitzen (Temperaturkontrolle ohne Thermometer: sobald Bläschen aufsteigen, von der Hitzequelle nehmen und kurz abkühlen lassen), anschließend durch einen Teefilter abseihen, Wollwachs und Bienenwachs hinzu, und wenn die Masse homogen wird, abfüllen.

Kräuterkissen

Kräuterkissen eignen sich besonders gut für Anwendungen bei Kindern. Das Säckchen muss erst erwärmt werden und findet dann seinen Platz an der betroffenen Körperstelle. Wenn man es mit Wasserdampf erhitzt, kann man es 2-3 Mal verwenden, nach der Behandlung muss es aber gut getrocknet werden. Wenn man es trocken erhitzt, man es zum Beispiel zwischen zwei heiße Wärmflaschen packt, hält so ein Kissen bis zu 10 Anwendungen. Für ein Kräuterkissen benötigt man ein kleines Säckchen von ungefähr 15 x 15 cm aus Baumwolle, Seide oder Leinen. Dieses wird mit 50-150 g Kräutern und eventuell noch etwas Dinkelspelze oder Rohwolle gefüllt. Das Säckchen kann zugenäht, zugebunden oder mit einem Klettverschluss versehen werden.

Ausgediente Kräuterkissen können vor einer Neubefüllung noch einmal als Bademassageschwämmchen benutzt werden.

Kompresse

Die in den Portraits angegebenen Kompressen-Teezubereitung wird auf ein angenehmes Maß abgekühlt. Anschließend taucht ihr ein dünnes Baumwolltuch hinein und legt es an der betroffenen Stelle an. Dazu solltet ihr es mit einem trockenen Handtuch oder ähnlichem fixierend umwickeln. Dauer der Behandlung: bis die Kompresse abgekühlt ist.

Frischkrautauflage

Nehmt die frische Pflanze, zerkleinert sie und tragt sie an entsprechender Stelle auf. Am besten ist es, wenn man im Mund zerkleinert, hier kommt das Kraut oder die Blüte mit unserem Speichel in Kontakt, der das Heilmittel der Pflanze »verstärkt«. Er besitzt Enzyme, die die Inhaltsstoffe besser verfügbar machen, Immunglobuline, die antibakteriell wirken, und Schleimstoffe, die von sich aus die Wundheilung fördern.

Herbst

Lugnasadh – Mariä Himmelfahrt

Es ist August, die Sonne strahlt kräftig und dörrend auf die Erde nieder. Das Korn ist reif, und die Früchte werden mit jedem Sonnentag süßer und süßer. Lugus und Anona sind erwacht. Der feurige Herbstgott, der Herr aller Künste, der Wandler. Er bringt alles zur Reife, das Korn, die Früchte und, wer sich auf ihn einlässt, dessen Geist wird ebenfalls reifen. Er liebt die bunt feurigen Farben, jene, die nun den Bäumen Kleider schenkt. Anona, die Kornmutter hat ein gütiges Wesen und hilft den Menschen bei der Ernte, den Früchten und dem Korn beim Reifen. Die Esche – der Lichtbaum, das Korn und alle reifen Früchte sind den Herbstgöttern zugehörig.

Es ist das »Schnitterfest« (Kornernte), die Mühen des bisherigen Vegetationsjahres zahlen sich nun aus, der Zyklus des lebenswichtigen Getreides ist vollendet.

Es ist die Zeit, in der die geballte Sonnenkraft die Heilwirkung der Kräuter noch einmal steigert, eine Zeit, in der seit jeher die Heilpflanzenvorräte angelegt wurden.

Die Christen feiern Mariä Himmelfahrt. Sie ist der Mythe nach der einzige Mensch, der nicht gestorben, sondern zum Himmel aufgefahren ist. Ihr wurden all die Attribute der alten Muttergöttinnen zugeschrieben; so auch ihre Kraft, mit denen sie die Heilpflanzen segnet. Noch heute sehr beliebt ist das Sammeln und Segnen des Mariä Himmelfahrt-Buschens, eines Kräuterstraußes, der vornehmlich aus sogenannten Frauenheilkräutern besteht. Dieser Buschen galt in vergangenen Tagen als Heilmittel gegen alle Krankheiten, wurde als Schutzzauber verwendet und hatte im Herrgottswinkel des Bauernhauses seinen Ehrenplatz.

Kräuterbuschen

In einer Zeit vor unserer Zeit kam ein kleines Mädchen am Tag des Februarvollmondes zur Welt. Die Bewohner des kleinen Dorfes konnten an jenem Tag das erste Lied, das Brigit seit Anbeginn der Zeit singt, das Lied des Frühlings, ungewöhnlich klar hören. Die Melodie war von solchem Wohlklang, dass die Eltern ihrem Kind den Namen Kanaouenn gaben, was so viel wie »Lied« heißt.

Das Kind hatte ein genaues und sehr ungewöhnliches Gehör, hörte Dinge, die kein anderer zu vernehmen imstande war. Doch nicht alle Sinne waren gesegnet, ihr Augenlicht schien nie erhellt worden zu sein: Sie war blind. Niemand hatte es jemals erklären können, aber es schien auch keine wirkliche Rolle zu spielen. Kannaouenn kam wunderbar in der Welt zurecht, es schien, als gliche ihr außergewöhnliches Gehör das Fehlen des Sehsinns vollkommen aus. Sie war auch nicht betrübter Stimmung, ganz im Gegenteil: Sie wuchs zu einem fröhlichen und selbstbewussten Menschen heran. Die Leute des eigenen und der benachbarten Dörfer staunten über sie und wunderten sich oft und trauten ihr vieles zu, bis auf das eine, dieses Eine war der sehnlichste Wunsch des Mädchens: Sie wollte Heilerin werden. Als ob man sie hätte daran erinnern müssen, sagten sie: »Kannaouenn, du bist blind. Wie willst du denn die richtigen von den falschen Kräutern unterscheiden können. Das musst du doch einsehen!«

Das Mädchen erklärte immer wieder, dass sie die Pflanzen höre, eine jede habe ihren eigenen Klang. Sie könne sie sehr wohl unterscheiden und nicht nur das, sie könne auch hören, ob eine Pflanze bereit sei, geerntet zu werden, wann sie am meisten Kraft besitzt und manch anderes mehr.

Doch Eltern und Dorfgemeinschaft blieben dabei: Ein Mensch, der von Geburt an blind war, könne kein Heiler werden. Kanaouenn war traurig, aber auch zornig über so viel Ignoranz, zumal keiner in ihrer Umgebung so genau wie sie darauf achtete, wann es am besten war, Heilpflanzen zu sammeln. Bisher hatte beispielsweise niemand wahrgenommen, dass in der Zeit, in der der feurige Lugus sein Amt antrat, die Pflanzen besonders kraftvoll waren. Während sie eines Sommertags genau darüber nachdachte, kam ihr eine Idee. Sobald Lugus im August erwachen würde, wollte sie ihn um Hilfe und Rat bitten. Sie wusste, wie wenig der Herbstgott davon hielt, wenn Menschen ihren Geist nicht dem Neuen, dem Ungewöhnlichen öffnen wollten und vorgefertigte Meinungen wie Gesetze vor sich hertrugen. Der Geist sollte stets feurig und beweglich sein.

Lugus und Anona erwachten, es war Augustvollmond. Kanaouenn traf ihn am folgenden Tag.

»Na, mein kleines Lied.«

»Du kennst mich?«

»Oh ja, ich kenne dich schon lange, bist du doch mit Brigits Frühlingsgesang erwacht. Ich beobachte dein munteres Gemüt, dein unbeugsames Wesen und deine besondere Begabung. Du nimmst mehr wahr als so manch einer, dem alle Sinne zur Verfügung stehen. Was kann ich für dich tun? Ich spüre doch, dass dir etwas auf der Seele brennt.«

Und so erzählte Kanaouenn die ganze Geschichte, ihre Geschichte von ihrem Wunsch, Heilerin zu werden, und vom Widerstand der Dorfgemeinschaft.

»Diese Holzköpfe. Denen werden wir schon beibringen, wer hier Heiler werden sollte und wer nicht. Ehe ich mein Amt an Samhain abgebe, wird dein Wunsch erfüllt sein. Lass dich überraschen...« Und Kanaouenn wurde überrascht.

Einige Tage nach ihrer Unterredung tauchte ein Fremder im Dorf auf – ein seltsam gekleideter Reisender mit einem großen Turban auf dem Kopf. Er erzählte, er sei ein Gelehrter am Hofe eines weit entfernten Königreichs und sei aufgebrochen, neue Länder zu erforschen. Jetzt gehe es ihm aber gerade gar nicht gut. Er fühlte sich schlapp, erschöpft und würde gerne den Heiler oder die Heilerin des Dorfes aufsuchen. Ganz zufällig kam gerade Kanaouenn des Wegs. Sie wusste sofort, wer der Fremde war. »Soll ich dich zu ihm führen?« »Ach, gerne mein Kind.« Der Fremde, der kein anderer war als Lugus, schien sich gar nicht zu wundern, dass seine Führerin blind war.

Die Kräuter des Heilers halfen nicht sonderlich. »Soll ich welche aus meinem Vorrat holen?« fragte Kanaouenn. »Damit der fremde Herr am Ende vergiftet wird? Wer garantiert, dass ein blindes Kind die richtigen

Kräuter findet?« Doch der Fremde sagte: »Ach, lasst sie nur mal. Ich würde gerne wissen, was die Kleine in ihrem Vorrat hat.« So holte das Mädchen ihre Kräuter, und sie halfen augenblicklich. »Es sind fast dieselben Kräuter, die unser Heiler Euch gegeben hat«, bemerkte sie, »aber ich habe sie zum richtigen Zeitpunkt gesammelt, deswegen helfen sie besser.« Das Dorf war erstaunt und der Fremde genesen und fast so schnell wieder verschwunden, wie er aufgetaucht war.

Ein paar Tage später zog eine fremde Frau durchs Dorf. Ungewohnt und seltsam sah sie aus, trug ein bunt besticktes Tuch auf dem Kopf und edle Kleider am Leib. Sie habe Nachricht erhalten, dass ihr Reisebegleiter vor kurzem hier vorbeigekommen sei und auf wunderbare Weise von seiner Erschöpfung geheilt wurde. Nun würde es ihr auch nicht so gut gehen; wohl die Strapazen der Reise. Es war schon ein seltsamer Zufall, dass Kanaouenn auch jetzt wieder gerade des Weges kam. Ähnlich wie einige Tage zuvor brachte sie die Fremde zum Heiler, wissend darum, wer sich hinter der Maske versteckte. Und wieder halfen die Arzneien des Dorfheilers nicht, doch Kanaouenns zeigten Erfolg.

Die Geschichte der seltsamen Fremden und die erfolgreiche Behandlung durch das Mädchen sprachen sich herum. »Vielleicht sollten wir ihrem Wunsch, Heilerin zu werden, doch nachkommen?«

Aber der Alltag der Erntezeit ließ kaum Raum zum Denken, und so drehte sich das Rad in gewohnter Weise weiter.

Die Vorbereitungen zu den Erntedankfeierlichkeiten waren in vollem Gang, als auf einmal ein klimpernder, bunter Wagen von einer besonders roten Fuchsstute ins Dorf gezogen wurde. Es war ein fahrender Händler mit allerlei kuriosem Zeug; vor allem bot er ungewöhnliche Leckereien an. Das Dorf strömte zusammen, lauschte den Geschichten, die er zu den feilgebotenen Leckereien zum Besten gab. Es war ein Fest der Sinne, für Ohren, Augen und den Geschmack. Der Händler mahnte die Dörfler, maßvoll zu sein, aber kaum einer schenkte ihm Gehör, war doch alles so zauberhaft.

Man feierte gemeinsam, der Händler zog weiter und am nächsten Tag war der Katzenjammer groß. Jeder hatte sein eigens Malheur, die eine Zahnweh, der andere Bauchweh, Kopfweh, Fußweh und so weiter. Kanaouenn hatte jede Menge zu tun, denn sogar der Heiler hatte seine

Leiden. Jeder bekam einen eigenen kleinen Kräuterbuschen, ganz speziell für seine Angelegenheit. Das Mädchen ließ sich von den Pflanzen leiten, hörte ihre Lieder und spürte die Resonanz zwischen ihnen und den Kranken.

Es dauerte ein wenig, doch dann waren alle geheilt, und es stand außer Frage, dass Kanaouenn bereits jetzt eine große Heilerin war. Keiner fragte mehr nach den drei Fremden, die in so kurzer Zeit durchs Dorf gekommen waren. Die Erinnerungen schienen schnell zu verblassen. Doch Kanaouenn hatte sie nicht vergessen. Wenn die Dörfler etwas aufmerksamer gewesen wären, hätten sie darauf kommen können, wer da durch ihr Dorf gezogen war, denn bei allen dreien spitzte – beim Fremden unter seinem seltsamen Turban, bei der Fremden unter ihrem bunt bestickten Tuch und beim Händler unter seinem großen Hut – eine rote Locke hervor, rot wie die Farben des Feuers. Kanaouenn dankte Lugus aus tiefstem Herzen für seine Mithilfe, die ihm gewiss auch reichlich Spaß gemacht hatte. Und bis ins hohe Alter hinein trafen sich die beiden im Herbst und lachten über die Ereignisse von damals.

Kanaouenn wurde weit über die Grenzen ihres Dorfes bekannt, und die Leute kamen von weit her, um sich behandeln zu lassen. Und es kamen auch Menschen, die von ihr lernen wollten. Das besondere Hören konnte sie ihnen zwar nicht beibringen, sie aber lehren, dass es besondere Erntetage gab und Hinweise geben, welchem Typus Mensch man eher mit dieser oder jener Pflanze behandelte.

Ob der Brauch des heilkräftigen Mariä Himmelfahrt-Buschens auf sie zurückgeht, weiß heute keiner mehr zu sagen...

Buschen binden

Die Auswahl der Pflanzen für den Mariä Himmelfahrt-Buschen, der mit bunten Bändern geschmückt wurde, ist, wie zu erwarten, regional unterschiedlich, in den meisten Fällen sind oder waren die folgenden dabei:

Königskerze, Frauenmantel, Schafgarbe, Beifuß, Labkraut, Johanniskraut, Dost, Rainfarn, Klee, Baldrian

Korn verarbeiten, backen (*Kindergarten*)
Möglichst verschiedene Getreidesorten auf einfache Weise mit zwei flachen Steinen mahlen. Das Mehl mit etwas Wasser und Salz zu kleinen Fladen formen und im Ofen oder auf einem heißen Stein auf dem Feuer backen.

Der Spitzwegerich (*Plantago lanceolata*)

Der Spitzwegerich aus der Familie der Wegerichgewächse ist eine 5-50 cm hohe Staude. Seine lanzettlichen, parallelnervigen Blätter können fast kahl bis behaart sein. Die einzelnen Blüten sind etwa 4 mm lang, bräunlich, haben weiße, herausstehende Staubblätter und sind zu vielen in kurzen schwärzlichen Ähren zusammengefasst. Der Stiel, an dem die Blütenähren sitzen, ist gefurcht. Der Spitzwegerich wächst an Wegrändern und auf Fettwiesen und Weiden. Sein Bruder hingegen, der Breitwegerich, mag den stark verdichteten Boden und ist daher häufig auf Feldwegen zu sehen. Man kann den Spitzwegerich von April bis Oktober sammeln, seine Blütezeit beginnt gegen Mai und kann bis in den Oktober gehen.

Er besitzt reichlich Schleimstoffe, des weiteren Gerbstoffe, Flavonoide, Kieselsäure, weitere Mineralien und Aucubin, ein Inhaltstoff, der wachstumshemmend auf den antibiotikaresistenten Staphylococcus aureus, den sogenannten Krankenhauskeim wirkt.

Blätter-Tee

Infus aus 1-2 EL Kraut auf 1/2 Liter, 2-3 Tassen täglich

- Schleimlösend, daher heilend bei aller Art von Atemwegserkrankungen (Bronchitis, Asthma, Keuchhusten, Reizhusten, allergischer Schnupfen, Nasennebenhöhlenentzündung)
- Blutreinigend
- Wundheilend
- Antibakteriell
- Entzündungshemmend
- Stärkt den Organismus (vor allem bei kränkelnden Kindern)
- Hilft bei Verdauungsstörungen

- Lindert Harnwegsentzündungen
- Hilft bei durch die Regelblutung bedingter Migräne

Samen-Tee

Infus aus 1-2 TL Samen auf 1/2 Liter, etwas länger als gewöhnlich ziehen lassen, 2-3 Tassen täglich
Alternativ zum Tee könnt ihr die Samen auch einfach essen. Die therapeutische Tagesdosis liegt bei 15 g pro Tag.

- Harntreibend
- Schleimlösend
- Fördert die Sehkraft
- Leberanregend

Samenbrei

Überbrüht 1 TL Samen mit 1/8 Liter kochendem Wasser. Nach dem Abkühlen wird der Sud samt den Samen eingenommen. Wendet diese Therapie möglichst abends an.

Mit den Samen des Spitzwegerichs könnt ihr, ähnlich wie mit Leinsamen, Verstopfungen behandeln. Ertragreicher und gleichwertig in der Wirkung sind die Samen des Breitwegerichs.

Sirup

Der Sirup deckt die gleichen Anwendungsbereiche ab wie der Tee. Bei der Behandlung von Erkältungskrankheiten bei Kindern ist er sogar zu bevorzugen. Ihr könnt ihn nach dem Grundrezept auf Seite 170 herstellen oder einen traditionellen Erdkellersirup brauen.

Erdkellersirup

Eine etwa je 1 cm dicke Schicht Spitzwegerichblätter im Wechsel mit einer Schicht Honig oder Zucker in ein Glas füllen. Das Glas für 3 Monate 50 cm tief in der Erde vergraben und nicht vergessen, die Stelle zu markieren. Nach dieser Zeit ist der Honig durch die gleichmäßige Wärme fermentiert und kann abgeseiht werden. Nehmt ihn bei Beschwerden mehrmals täglich teelöffelweise ein.

Gurgelwasser

Infus aus 1 EL auf 1/4 Liter

- Hilft bei Entzündungen des Zahnfleischs und der Mundschleimhaut
- Lindert Zahnschmerzen

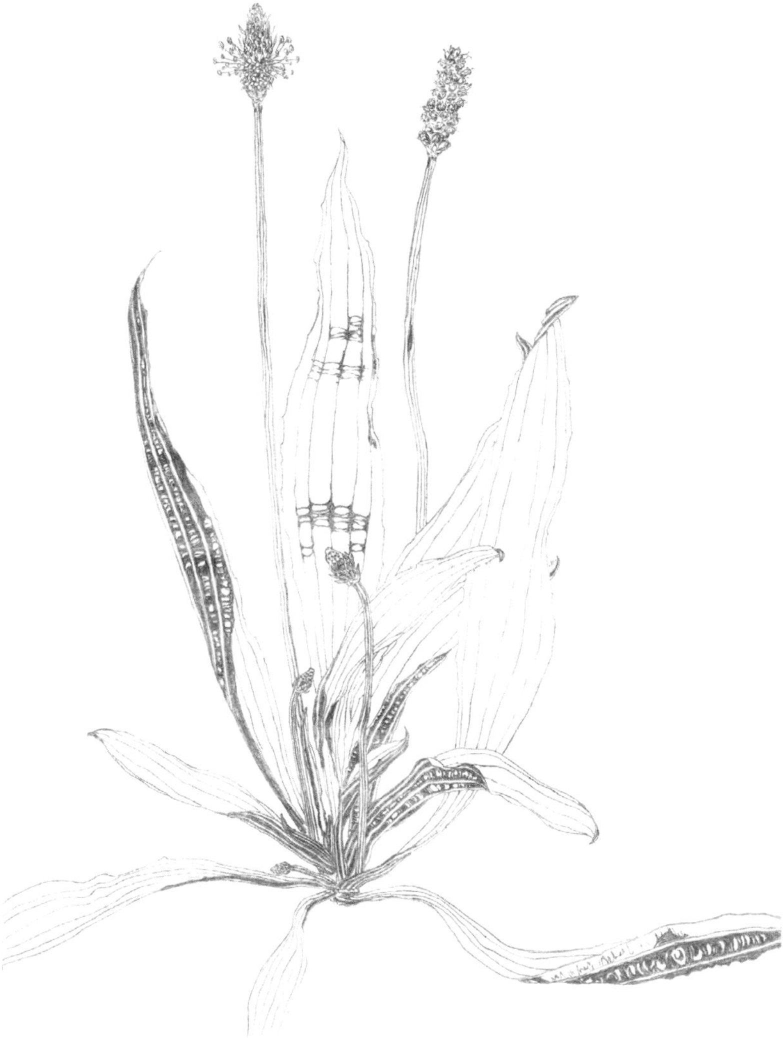

Äußere Anwendungen

Je nach Anwendung empfiehlt sich eine Teewaschung, eine Frischkrautauflage oder eine Salbe nach den Grundrezepten Seite 139.

- Juckreizstillend
- Unterbindet, beziehungsweise schwächt Reaktion auf Insektenstiche aller Art, von Biene über Wespe zur Zecke (die ja genaugenommen kein Insekt ist)
- Blutstillend, wundheilend
- Entzündungshemmend
- Antibakteriell
- Leicht schmerzlindernd
- Lindert Sonnenbrand und wundgelaufene Füße
- Zusammenfassend kann man das »Wiesenpflaster« bei frischen und alten Wunden, bei Geschwüren, Hautentzündungen, Neurodermitis, Hämorrhoiden und entzündeten Brustwarzen und bei Insektenstichen verwenden.

Über den Spitzwegerich

Die Heilkraft des Spitzwegerichs wurde seit der Antike schriftlich festgehalten, der Arzt Themison (1. oder 2. Jahrhundert v. Chr.) widmete ihm sogar ein ganzes Buch. Auch im Neunkräutersegen (siehe Beifuß S. 35) wird er erwähnt. Neben der Heilkraft war er den Menschen in unseren Breiten auch in seiner Symbolkraft von großem Wert. Die Nachsilbe »rich« geht auf das keltische Wort »rix« (Herrscher) zurück, er ist also der Herrscher der Wege, und hier sind nicht nur die materiellen Wege gemeint, sondern auch die immateriellen. Sehr schön verdeutlicht wird dies durch die Geschichte der Persephone aus der griechischen Mythologie. Sie war die höchst lieblich anzuschauende Blütenmaid,* Tochter der Vegetationsgöttin Demeter, von vielen begehrt und von Hades, dem Unterweltgott, entführt. Als dies geschah, drohte die Vegetationsmutter alles Leben auf der Erde zum Erliegen zu bringen, wenn die Götter ihre Tochter nicht zurückholten. Persephone kehrte zurück, doch hatte sie zuvor eine Speise der Totenwelt gekostet, war

* Demeters Tochter trug als Blütenmaid den Namen Kore. Als sie aus der Unterwelt zurückkehrte und mit dieser auf ewig verbunden war, wurde sie zu Persephone.

von nun an auf ewig mit dieser verbunden und musste einmal im Jahr dorthin zurück. Diese Zeit nennen wir noch heute Winter. Die Speise, die sie gekostet hatte, war wohl ein Same des Granatapfels. Da dieser Baum bei uns nicht wächst, ersetzte man ihn in der Geschichte durch den Samen des Wegerichs.* Dieser Umstand macht deutlich, welche Symbolik der Wegerich bei uns spielte. Er ist Herrscher der Wege, aller Wege, der Wege ins Leben und in den Tod. Ein alter germanischer Brauch, bei dem die Frauen zur Niederkunft seine Wurzel in der linken, der herznahen Hand hielten, unterstreicht diesen Stellenwert, denn die Geburt ist neben dem Tod wohl der bedeutendste Abschnitt im Lebensweg.

Auch in der kraftspendenden Gründonnerstagssuppe war er fester Bestandteil, außerdem sollte eine Wurzel, als Amulett um den Hals getragen, vor böser Zauberei schützen, und mit Hilfe des Breitwegerichs gewann man jeden Prozess. Neben allerlei Sympathiemagie (siehe S. 56), konnte man ihn auch zum Orakeln nutzen.

Im frühen Herbst

Lisels Kandierter Angelika-Stengel

- Einjährige Engelwurz-Stengel in 10 cm lange Stücke schneiden, waschen und kochen (bei einem Durchmesser von 1/2 cm 2 Minuten; 1 cm 4 Minuten; 1,5 cm 8 Minuten. Zweijährige Stengel sind zäher und brauchen länger.)
- Herausnehmen, kalt abschrecken und die äußere Haut abziehen.
- Noch einmal in Wasser aufkochen, dann den Topf von der Platte nehmen und die Stengel noch 1-2 Minuten ziehen lassen (Vorsicht: sollen nicht zu weich werden).
- Stengel abtropfen, wiegen und in eine Schale geben.
- Sirup aus der gleichen Menge Zucker und der Hälfte Wasser (200 g Zucker auf 100 g Wasser) kochen und über die Stengel gießen.
- Am nächsten Tag den Sirup abgießen, aufkochen und erneut über die Engelwurz geben.

* Bis in die Neuzeit hinein hieß der Spitzwegerich auch Herba Proserpina (die römische Entsprechung der Persephone).

- Vorgang wiederholen, bis der Sirup aufgesogen oder verkocht ist (dauert 3-6 Tage).
- Die Stengel nun bei leichter Wärme im Ofen trocknen, bis sie nicht mehr kleben.
- Um ihnen einen Glanz zu geben, die kandierten Stengel in einen Zuckersirup (Wasser : Zucker 1 : 1) tauchen und nochmals trocknen.
- Die Stengel sind in einer Dose zwischen Pergamentpapier lange Zeit haltbar.

Hier noch zwei Anregungen, was Ihr zum Abschluss einer Kräuterführung machen könnt:

Kräutermandala
Ein Mandala, dessen Abschnitte nach heilkundlichen Anwendungen gegliedert sind, zum Beispiel ein Viertel gegen Erkältungen, eines gegen Verletzungen, eines gegen Bauchweh und so weiter. (Oft gibt es auch mehrere Möglichkeiten, eine Pflanze zu legen.)

Kräutermensch
Jemand legt sich auf den Boden, und man zeichnet seine Umrisse mit Stöcken oder ähnlichem ab. Man bekommt ein Heilkraut in die Hand und muss es nun an jene Stelle des Körpers legen, an der das Kraut seine Wirkung entfaltet. (Auch hierbei gibt es oft mehrere Möglichkeiten.)

Herbst-Tagundnachtgleiche – Michaeli

Die Nächte werden wieder länger, langsam kehrt Ruhe ein. Vielleicht hat man jetzt sogar schon Zeit, sich über den Schabernack des Lugus Gedanken zu machen, um daran zu wachsen. Anonas und Lugus Wesen wendet sich nun von dem eifrigen Schaffen der beginnenden Einkehr zu. Neben dem Korn sind auch die meisten anderen Feldfrüchte geerntet, und man dankt der Natur für ihre Gaben – bei den Kelten war das so, und bei den Christen ist es auch so. Sie feiern zwar nicht die Tagundnachtgleiche, aber Erntedank und Michaeli, das Fest zu Ehren des Erzengels. Konkrete Pflanzenbräuche sind aus dieser Zeit nicht bekannt, sehr wohl aber Tabus und Regeln für den Ackerbau, den Umgang mit Flachs, und es gab Bräuche, um für die Gesundheit der Nutztiere zu bitten, Wettervorhersagen wurden getroffen und ein wenig orakelt. In manchen Gegenden gab es auch ein Gedenken an die Verstorbenen und damit verbundenen Totenspeisen.

Eberesche – meine Schönste

In einer Zeit vor unserer Zeit war es die Aufgabe der Herbstgötter Lugus und Anona, die Natur zur Vollendung zu führen. Samen und Früchte wurden reif und bunt, und die Bäume verabschiedeten sich mit dem reichen Farbenspiel ihrer Blätter. Manch ein Baum gefiel dem Herbstgott besonders gut – wenn die Färbung harmonisch zu Wesen und Form passte. Einer seiner schönsten, so befand er, war die Eberesche, der eher zarte Baum mit silberner Rinde, fiedrigen, gezähnten Blättern und seiner kindlich verspielten Eleganz – luftig und licht der Wuchs. Die Beeren, erwachsen aus einst cremefarbenen Blütendolden, färbte Lugus in orangerot, und die Blätter folgten einem Farbenspiel von Grün zu Gelb zu Orange und Rot. Wenn die Sonne durch sie scheint, leuchten manches Mal alle Farben zugleich.

»Du bist meine Schönste«, sprach Lugus, »und ich weiß schon heute, dass du so manch einen Dichter inspirieren wirst. Ein Garten nur mit dir wird sich der Prinz von Theben in kommenden Zeitaltern wünschen. Und ich sehe auch einen großen Geschichtenerzähler mit Pfeife im Mund, der versteckt von dir schwärmen wird.

Die Farben deiner herbstlichen Blätter, ach, wie sie funkeln in herbstlicher Sonne. Und deine roten Beeren sind manches Jahr selbst im Winter noch Nahrung für die gefiederten kleinen Leute.

Einmal möchte ich bei dir zur Ruhe kommen und meinen Jahreszeitenschlaf dort halten.«

So sprach Lugus, der feurige, vollendende Herbstgott, und dachte nach, wessen Gestalt er dazu annehmen würde. Kein flatteriges Gefieder, keine gepanzerte Insektenhaut wollte er tragen, ein warmer Pelz sollte es sein. Ein kleines Tier mit dichtem Fell und langem Schlaf. In eine Haselmaus würde er sich verwandeln. Seine Schlafhöhle würde er in einer Astgabel der Eberesche bauen und auskleiden mit ihren Blättern.

Und so geschah es. In Gestalt einer Haselmaus schlief der Gott vom Vollmond des Novembers bis zum Vollmond des Augusts, träumte farbenprächtige Träume, aus denen er so erquickt und gutgelaunt erwachte, dass er den kommenden Herbst mit besonders reicher Ernte und süßesten Früchten beschenkte.

Es ist anzunehmen, dass sich der gute Schlaf des Herbstgottes in seiner geliebten Eberesche unter den Menschenkindern bald herumsprach. Denn in den folgenden Zeiten begannen sie, die Wiegen ihrer Kinder aus dem Holz des schönen Baumes zu bauen, um deren Schlaf vor allem Unheil zu schützen, auf dass sie zu erquickten, gutgelaunten Menschen heranwüchsen.

Die Eberesche (*Sorbus aucuparia*)

Die schöne Eberesche ist ein bis zu 20 m hoher Baum aus der Familie der Rosengewächse. Als Pionierbaumart wächst sie an Waldrändern und auf Lichtungen, Kahlschlägen und Felsen, eigentlich kann man sie überall finden. Ihre Rinde glänzt silbern und hat dünne kurze Querrillen. Die lanzettlichen Blätter sind 9-19fach gefiedert und an den Rändern gesägt. Sie trägt zwischen Mai und Juni weiße aufrechte doldenrispige Blüten, die ab August zu korallenroten Beerendolden heranreifen.

An Inhaltsstoffen bieten uns die Beeren Bitterstoffe, Pektin, Vitamin C, Anthocyane, Carotin und ätherische Öle. Der Hauptwirkstoff der Blätter sind Gerbstoffe.

Beerentee

Eine Handvoll Beeren in 1/2 Liter Wasser 1 Stunde auf Sparflamme kochen lassen, 2-3 Tassen täglich

- Vermindert den Augen-Innendruck (unter anderem beim Grünen Star)
- Hilft bei geschwollenen Lymphknoten
- Lindert den Hustenreiz

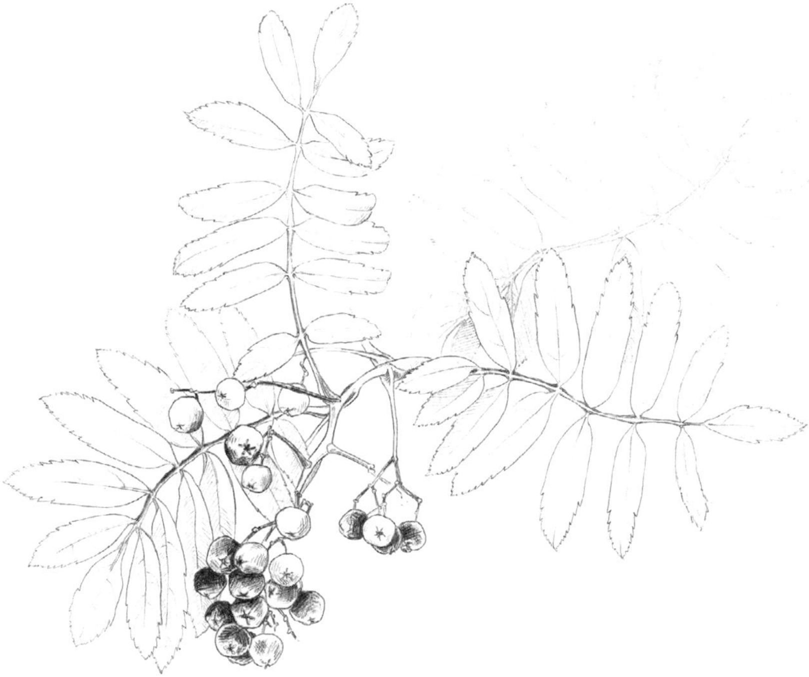

- Zur Vermeidung von Stimmbandreizung und Heiserkeit (hierzu kann der Tee auch mehrmals täglich gegurgelt werden)
- Schmerzstillend bei Nierenerkrankungen
- Blutreinigend, wassertreibend
- Antirheumatisch
- Stärkt den Organismus
- Erhöht die Gallesekretion
- Leberstärkend und -schützend

Saft

Lasst die reifen Beeren 2-3 Tage in einem Gefäß stehen. Nach dieser Zeit werden sie zu einem Mus zerstampft und mit der halben Menge an Zucker aufgekocht, anschließend in sterile Gläser abgefüllt und dunkel gelagert. Mehrere TL täglich einnehmen

- Abwehrstärkend (der Vitamin C-Gehalt von Ebereschenbeeren ist höher als der von Zitronen)

Beeren roh (nur bis zu 10 Stück täglich)*
- Stärken den Körper
- Durstlöschend
- Reduzieren die Schweißabsonderung

Blättertee
Infus aus 2 TL auf 1/2 Liter, 2-3 Tassen täglich
- Entzündungswidrig
- wirkt Blähungen entgegen

Blütentee
Infus aus 1-2 EL auf 1/2 Liter, 2-3 Tassen täglich
- lindert Husten und Bronchitis

Ebereschenbeeren als Wildfrüchte
Die im Handel erhältlichen Ebereschenprodukte sind von der sogenannten Mährischen Eberesche. Diese wurde aus einer Varietät weitergezüchtet und liefert größere Beeren mit nur sehr wenig Bitterstoffen.

Um bei den »Wildlingen« die Bitterstoffe zu reduzieren, könnt ihr die Beeren vor dem Einkochen zwei Tage in Wasser einweichen und dieses etwa alle 12 Stunden wechseln. Manche Menschen weichen die Beeren für 12-24 Stunden in Essigwasser ein. Eine weitere Hilfestellung ist es, die Beeren aufzukochen, 10 Minuten ziehen zu lassen und das Wasser anschließend wegzuschütten.

Gemeinsam mit Apfel, Brombeere, Zwetschge, Holunder oder anderen Früchten ist sie zwar immer noch etwas »wild«, aber auch sehr aromatisch.

* Sehr viel mehr Beeren führen zu Durchfall und Erbrechen. Hierfür ist die Parasorbitsäure verantwortlich, die allerdings durch Kochen und Trocknen in die unschädliche Sorbitsäure umgewandelt wird.

Über die Eberesche

Die Eberesche gehört zu den sogenannten Pioniergehölzen. Das sind Bäume, die Brachflächen als erstes rückbesiedeln, sie haben geringe Bodenansprüche, trotzen heftigen Klimaschwankungen und wachsen rasch. Die geringen Bodenansprüche muten bei ihr fast magisch an, wenn sie auf scheinbar schierem Fels oder in Astgabeln anderer Bäume wächst und gedeiht.

Dieser Umstand und die rote Farbe der Beeren* waren für unsere Vorfahren ein klares Indiz, dass die Eberesche ein magischer Baum ist, unter dessen Krone man sich in Sicherheit wiegen konnte, aus dessen Holz man Wiegen für die Kinder baute, um sie vor Geistern und Flüchen zu schützen, selbst der Blitz** wurde abgehalten, wenn man einen ihrer Zweige ins Fenster stellte. Sie wurde auch als Quickbaum*** angesehen, das heißt man schlug mit ihren Ästen das Nutzvieh und die Obstbäume, auf dass diese fruchtbar und gesund blieben.

Ein besonderer Zusammenhang besteht mit dem germanischen Donner- und Fruchtbarkeitsgott Thor, dem die Eberesche heilig war. Er wurde der Sage nach von dem Baum aus einem reißenden Fluss gerettet. Der Baum senkte die Zweige in die Flut, Thor wurde ihrer habhaft und zog sich das Ufer hinauf. Aus dieser Geschichte entstand wohl auch der Brauch, kranke Ziegen mit Ebereschenblättern zu füttern, da Ziegen Thors geliebte Tiere waren, die seinen Wagen zogen und ihm Nahrung spendeten. Dazu schlachtete er sie, behielt aber die Knochen zurück, mit denen er sie am folgenden Tag wiederbelebte.

Ein weiteres Tier, das dem großen Donnerer heilig war, ist das Wildschwein, der Eber. Beide standen im Zeichen der Fruchtbarkeit und beide wurden von der göttlichen Raserei, dem Berserkertum erfasst. Aus diesem Grund und wegen der Verbindung Thors zur Eberesche ist es anzunehmen, dass der Name unseres Baumes vom Wildschwein stammt und nicht,

* Im Brauchtum wurde Rot mit dem magischen Lebenssaft gleichgesetzt.

** Statistisch gesehen wird die Eberesche so gut wie nie von einem Blitz getroffen.

*** Das Wort »quick« kennt man heute noch in »quicklebendig« oder »erquicken«, weitere Quickbäume sind Birke, Weide und verschiedene Obstbäume.

wie so häufig angenommen vom Wort »aber«, der soviel wie »falsch« heißt (»falsche Esche«).

Die Eberesche ist einer meiner liebsten Bäume, ich kann lange bei ihr stehen und sie betrachten. Der Lyrikerin Else Lasker-Schüler und J.R.R. Tolkien muss es wohl ähnlich ergangen sein. Sie wünschte sich einen Garten voller Ebereschen, und er ließ den Ent Flinkbaum im »Herrn der Ringe« seine Liebeserklärung an die »schönste aller Rosen« verlauten:

»Dich sah ich, Eberesche mein, im Sommer wunderbar
Und strahlend stehen: Du trugst der Blüten Weiß auf deinem Haar
Die Rinde hell, das Laub so licht, so sanft der Stimme Ton,
Wie trugst du hoch das Haupt, geziert von goldenroter Kron...«

Im Herbst

Füllhörner aus Weide und Bast

Ein kleines Füllhorn lässt sich recht leicht basteln. Ihr braucht dazu sechs etwa 80cm lange und rund 1,5cm dicke Weiden oder Haselruten und Flechtmaterial; das können dünne Weidenruten, Clematis, Binsen, Sauergräser oder Bast sein. Steckt die sechs Ruten kreisförmig (Durchmesser etwa 30cm) in den Boden und bindet sie oben zusammen, so habt ihr schon mal das Grundgerüst. Nun werden von der zusammengebundenen Spitze aus die dünnen Ruten, von Clematis oder dergleichen, eingeflochten. Es ist gut, zu Beginn biegsames Material zu nehmen (da um diese Zeit des Jahres die Weidenruten nicht mehr ganz so flexibel sind, ist anzuraten, sie vorher einige Tage zu wässern, damit sie wieder geschmeidiger werden). Ist die Hälfte des Gerüsts umflochten, könnt ihr dieses aus der »Erdverankerung« nehmen und zwischen den Beinen weiterflechten. So entsteht ein kleines Füllhorn. Im Waldkindergarten werden die Kinder eure Hilfe brauchen. Mit sechs Grundgerüststangen ist der Anfang einfacher, gegen Ende wird dafür alles etwas »eckiger«.

Ich selbst hatte diese Bastelei nie als Erntedank-Füllhorn gemacht, dafür aber als Schultüte im ausgehenden Kindergartenjahr, die mit Kleinigkeiten der verbleibenden Kindergartenkinder bestückt wurde. (Dies als kleine zusätzliche Anregung)

Obst, Gemüse, Blätter nach Farben sortieren
Der Herbst beschenkt uns so reichlich mit Farben: Obst, Gemüse, Korn, Blätter – alles ist bunt. Um euch diese Fülle zu vergegenwärtigen, sammelt eifrig und sortiert einmal nach Farben.

Gemüseeintopf (*Kindergarten*)
Von den Kindern allerlei Gemüse mitbringen lassen und daraus einen Eintopf kochen.

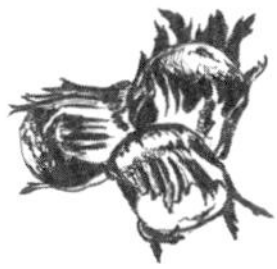

Die Hasel (*Coryllus avelana*)

Die Hasel ist ein bis zu 8 m hoher Strauch aus der Familie der Birkengewächse, der gerne an Waldrändern und in lichten Wäldern wächst. Seine Rinde ist grau-braun, die Blätter rundlich herzförmig an einem kurzen Stiel. Zwischen Februar und März beginnt die Hasel zu blühen, die weiblichen Blüten sitzen ungestielt an den Ästen und sind hübsche kleine, purpurrote »Pinselchen«. Die männlichen Blüten, den Heuschnupflern wohlbekannt, sind hängende gelbe Kätzchen. Eine gefahrlose Verwechslungsgefahr besteht nur zu Kultur-Haselnüssen.

Rinde und Blätter liefern uns Gerbstoffe und ätherische Öle, die Blüten Flavonoide, die Nüsse fettes Öl (größtenteils ungesättigt), Phytosteroide, Mineralien, Vitamin A, B und C.

Die Blätter könnt ihr von Mai bis August ernten, die Rinde der zweijährigen Äste von März bis April oder dann wieder Oktober bis November. Die Kätzchen werden, wie alle Gehölz-Knospen, schon im Sommer des Vorjahres angelegt. Groß genug für die Ernte sind sie aber erst ab Oktober.

Kätzchentee
Infus aus 1-2 EL auf 1/2 Liter, 2-3 Mal täglich
- Blutdrucksteigernd (förderlich bei schwachem Kreislauf)
- Fiebersenkend
- Schweißtreibend

Blätter, Rindentee

Dekokt aus 2 EL auf 1/2 Liter, 2-3 Mal täglich

- Fiebersenkend
- Helfen bei Krampfadern

Blätter und Rinde äußerlich (als Salbe oder Kompresse)

Für Salbe siehe Grundrezept S. 139

Kompressentee Dekokt aus 1-2 EL auf 1/4 Liter

- Hilft bei verschiedenen Hautkrankheiten
- Wundheilend
- Lindert Hämorrhoiden und Krampfadern an den Beinen

Nussmehl mit Honig

- hilft bei Husten mit ungeklärter Ursache

Über die Hasel

Die Hasel war ein Symbol für Fruchtbarkeit und Weisheit, außerdem war sie, in ihrer »Funktion« als Heckenpflanze (siehe Gundermann S. 113) Schwellenhüter in die Anderswelt.

Paracelsus hat der Sage nach seine Weisheit durch den Haselwurm erlangt, ein mythisches Wesen, das unter dem Haselbusch lebte und sich von dessen Nüssen ernährte. Auch dem irischen Held Finn Mc Cumhill war es vergönnt, einen Tropfen Allwissenheit zu naschen. Ihm spritzten durch Zufall drei Tropfen Bratfett eines Lachses auf die Hand, der sich von zauberkräftigen Haselnüssen ernährt hatte, die von einem Busch stammten, der die Quelle der drei mächtigen Flüsse Irlands beschattete. Das heiße Fett hat er dann von den Händen geleckt und mit ihm die Weisheit der Welt. Nicht zuletzt sind es Haselnüsse von dem Strauch auf Mutters Grab, die Aschenputtel helfen, ihr trauriges Dasein hinter sich zu lassen.

In der Gunst der Hasel standen auch die jungen Männer, die auf Wanderschaft gingen; ihnen war durch den Haselwanderstab eine sichere Heimkehr garantiert, so, wie es heutzutage noch den Wandergesellen mancher Handwerke vergönnt ist. Auch wenn sie um die Bedeutung des Brauches meist nicht mehr wissen, so ziehen sie doch stets mit ihrem Stenz los, einem

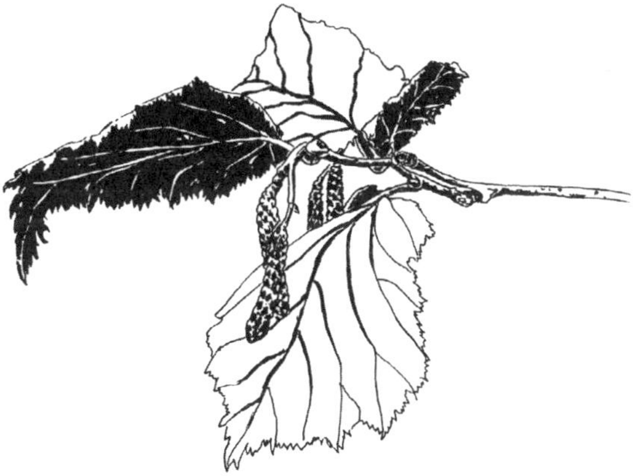

Wanderstab aus Hasel, auf dem die Spuren eines Geißblattes deutlich zu erkennen sind.

Auch im »normalen« Alltag streckt unser Busch seine schützende Hand aus. So wurden seine Kätzchen zum Schutz vor Unwetter in den Ofen geworfen, verhextes Vieh mit einer Rute geschlagen, das Feld vor Wildfraß und Hagel geschützt. Auch Schlangen, Geister, Ungeziefer und Fieber wusste man mit der Hasel zu vertreiben. Gegen Blitzeinschlag,* Erd- und Wasserstrahlen steckte man ihre Äste in die Fenster. Und wollte man diesen Erdanomalien auf den Grund gehen und bestellte einen Rutengänger, so war es gut möglich, dass sein »Werkzeug« aus einer Haselrute bestand. Denn es heißt, die besten Wünschelruten werden ohne Eisen am Drei-Königs-Tag, am Karfreitag oder an den Vollmonden im Februar, Mai, August oder November** geschnitten.

Ein bisschen orakelt wurde auch mit ihr. Auf der Isle of Man legten dazu Verliebte zwei Haselnüsse in die Glut. Verglühten diese nebeneinander, ohne zu zerspringen, war das ein gutes Zeichen für die Beziehung.

* Hier ist zu bemerken, dass die Hasel, so wie die Eberesche, eine vom Blitz verschonte Baumart ist.

** Die sogenannten »Kreuzvierteltage«, die in vorchristlicher Tradition den jeweiligen Vollmonden zugeordnet waren (siehe S. 13).

Ebereschenarmbändchen, Hagebuttenketten
Reife Ebereschen lassen sich ganz leicht auffädeln und werden dann zu einem netten orangenen Perlenarmband. Gleiches geht auch mit der Hagebutte.

Nusskekse
Teig für 1-2 Bleche Kekse: 200g Butter, 250g Zucker, 2 Eier, 250g Mehl, 250g gemahlene Nüsse

Kochen im Lehmmantel
Wenn ihr in eurem Wald Lehmvorkommen habt und auch ein Feuer machen dürft, solltet ihr dieses Rezept ausprobieren: Karotten, Pilze, Kartoffelstücke und sonst Passendes in mittelgroße Stücke schneiden (so, dass sie auf einen Esslöffel passen), in den Lehm einpacken, so dass es eine richtige Kugel ergibt und in die Glut legen. Es ist immer ein kleines Schauspiel, wenn man nach etwa zwanzig Minuten (je nach Gemüse) die dunkelverrußten Lehmkugeln aus der Glut herausnimmt und beim Öffnen das leckere, gut durchgegarte Gemüse erscheint.

Beerentinte
Siehe die Rezepte für Pflanzentinten auf S. 167

Die Esche (*Fraxinus excelsior*)

Die Esche ist ein bis zu 40 m hoher Baum aus der Familie der Ölbaumgewächse, der Wegränder und Wälder bevorzugt. Ihre Rinde ist zunächst grau und glatt, dunkelt im Alter nach und wird rissig. Die langgestielten Blätter sind 9-15fach gefiedert und an den Rändern leicht gezähnt. Die bräunlich violetten Blüten erscheinen im April, sind in Rispen angeordnet und reifen zu flachen, elliptischen, geflügelten Nüsschen aus.

Die Rinde liefert uns Fraxin und Gerbstoffe, die Blätter Gerbstoffe, ätherische Öle, Gummi und Dextrose, die Samen ätherische Öle und Bitterstoffe.

Die Rinde schält ihr zu Heilzwecken von den zweijährigen Ästen entweder von April bis Mai oder von Oktober bis November. Die Blätter werden von Mai bis Juli gesammelt und die Samen zu ihrer Reife im Oktober.

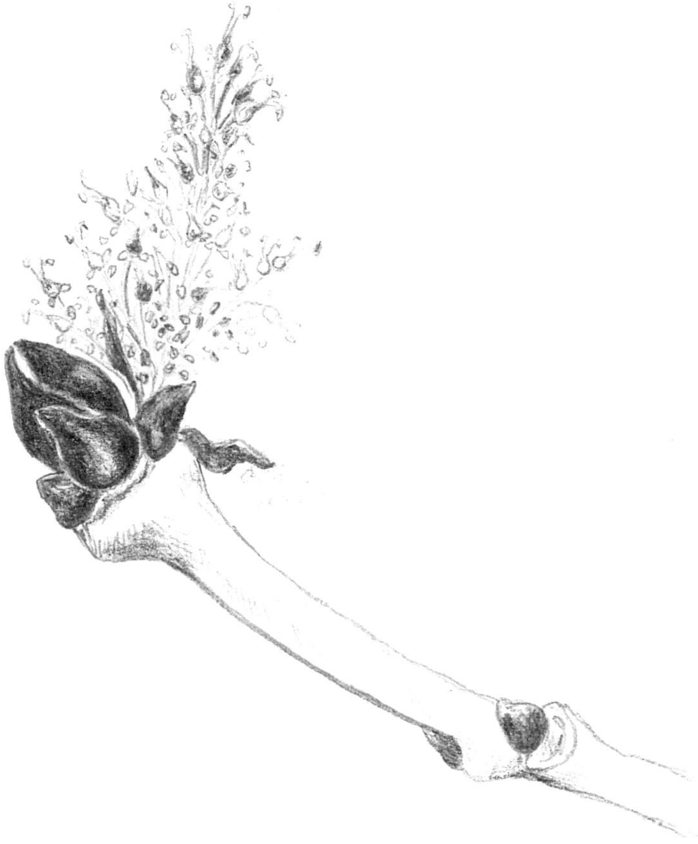

Rindentee

Dekokt aus 1-2 TL auf 1/2 Liter, 2-3 Mal täglich

- Fiebersenkend
- Wassertreibend

Blättertee

Infus aus 3 TL auf 1/2 Liter, 2-3 Mal täglich

- Löst und schwemmt Nieren- und Gallensteine aus
- Hilft bei Rheuma und Gicht
- Wassertreibend
- Stuhlgangfördernd

Samentee

Dekokt aus 1-2 EL auf 1/2 Liter, 2-3 Mal täglich

- Hilft bei Nieren- und Leberleiden (aktiviert diese Organe, ohne sie zu reizen)
- Stärkt die Milz

Samen-Tinktur (nach dem Grundrezept S. 138)

- Wirkt entzündungshemmend und kühlend
- Hilft bei Muskelkater und Rheumaschmerzen

Blätter-Frischpflanzenauflage

Siehe Grundrezept S. 141

- Wundheilend (traditionell vor allem bei Bisswunden)
- Gegen müde Füße, Blatt zwischen Fußsohle und Socken legen

Über die Esche

Die Esche ist ein Lichtbaum; um ordentlich zu wachsen, benötigt sie reichlich Sonne. Sie mag auch gerne Wasser, zwar keine Staunässe, aber eben auch keine trockenen Standorte. Diese botanischen Fakten zeichnen sich in den Mythen um die Esche sehr schön ab. Dort, wo man die Esche finden kann, wurde ihr Holz als Speer genutzt, in der echten und in der mythischen Welt. Der Speer von Achill, mit dem er im Trojanischen Krieg Hektor besiegte und den er einst von seinem Ziehvater, dem heilkundigen Centauren Cheiron erhielt, war aus einer Esche. So auch der Speer des germanischen Schamanen- und Vatergottes Odin und des keltischen herbstlichen Feuergottes Lugus (beziehungsweise des keltischen Helden Lug). Der griechische Dichter Hesiod (8. Jahrhundert v. Chr.) schreibt, dass Zeus das »eherne Geschlecht«, also den Stand der Krieger aus einer Esche schuf. (Wobei es sich im griechischen Mythenkreis wohl eher um die Mannaesche (*Fraxinus ornus*) als um unsere heimische Esche handelt.)

Die Esche steht für das Feuer, für das männliche Prinzip, für die Ratio, für den Intellekt, der über die Urkräfte des Chaos siegt. Mit dem Chaos ist aber auch die intuitive weibliche gebärende Urkraft der Natur gemeint, die in Mythen oft als Erdschlange oder Drache dargestellt wird und der das

Element des Wassers zugesprochen wird. So ist der Zauberglaube, dass Eschenholz Schlangen vertreibt und besonders heilsam bei Schlangenbissen wirkt, nicht allzu verwunderlich.

Als männliches Prinzip kommt die Esche auch beim Feuerquirl zur Geltung. Rituelle Notfeuer wurden mit Hilfe eines Eschenstabs und einer Lindenholzunterlage (weibliches Prinzip) entfacht.

Die ersten Menschen in der germanischen Sage erwachten aus *askr* und *embla*, Esche und Ulme. Aus der Esche der erste Mann und aus der Ulme die erste Frau.

Doch die Esche ist nicht nur männlich geprägt, sie ist nicht nur ein Kind des Feuers, sondern ebenso des Wassers, des weiblichen Prinzips, welches sie liebt, deutlich herauszulesen an diversen Regenritualen, die mit Hilfe der Esche in ganz Europa vollzogen wurden. Auch der Stiel des Dreizacks von Poseidon, des griechischen Gottes der Meere, war aus der Esche gefertigt.

Ob die wohl bekannteste Esche, Yggdrasil, die Weltenesche der germanischen Mythologien wirklich eine Esche war oder, wie renommierte Baummythen-Forscher glauben, eine Eibe, kann man nur noch schwer ergründen.

Mit unserem schönen Baum wurde im Brauchtum selbstverständlich allerlei Zauberei betrieben. So rieb man die Wiege der Neugeborenen oder das neugeborene Kind mit ihren Blättern ein, um es vor Krankheit und üblen Geistern zu schützen. Auch die Seefahrer und Fischer wurden von einem Stück ihres Holzes vor dem Ertrinken beschützt. Dieses Brauchtum blieb vor allem in Irland lange erhalten, so sollen auch viele Auswanderer nach Amerika Anfang des letzten Jahrhunderts noch einen Splitter Esche bei sich getragen haben, um die Fahrt über den Ozean sicher zu überstehen.

Im südslawischen Raum hieß es, dass die Kräuter, die unter den Eschen wachsen, besonders zauberkräftig sind, und in Schweden wurde die Esche als schützender Hausbaum verehrt. In ganz Europa gab es auch viele sympathiemagische Rituale für eine Reihe unterschiedlicher Erkrankungen.

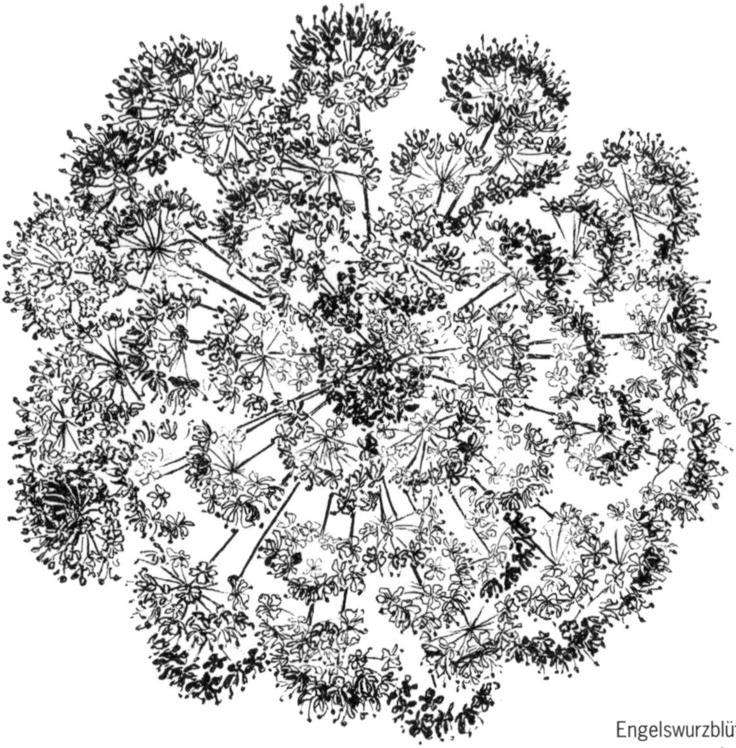

Engelswurzblüte
von oben

Dankbilder an die Natur

In Gedanken und Dankbarkeit der vielen herbstlichen Gaben ein Mandala aus buntem Laub, Früchten und Samen legen.

Pflanzensonnen (Dolden) sammeln

Haben die Doldenblütler ihre Samen abgeworfen, ähnelt das übriggebliebene »Gerüst« einer kleinen Sonne. Diese könnt ihr sammeln gehen, um im Winter eine Erinnerung an ihre Strahlkraft zu haben. Es ist zwar unwahrscheinlich, da der Schierling recht selten ist, aber dennoch: Sammelt nicht an feuchten Stellen (Schierlingsstandort) und am besten die Wilde Möhre an trockenen Hängen oder die Engelwurzen am Waldrand oder den Wiesenbärenklau auf der Wiese.

Eichhörnchenspiel (Kindergarten)
Alle Kinder bekommen drei Nüsse, die sie ohne weitere Erklärung verstecken sollen. Dann wird die Geschichte erzählt, wie das Eichhörnchen sich schlafen legt und insgesamt drei Mal erwacht (Nikolaus, Silvester, Frühlingsbeginn). Jedes Mal hat es großen Hunger und macht sich auf, aus einem Versteck eine Nuss zu holen. Die Geschichte wird jedesmal durch »das Erwachen« unterbrochen, und die Kinder sollen los und eine ihrer drei Vorratsnüsse suchen.

Es ist eine schöne spielerische Demonstration des Lebens von Tieren in der Winterruhe und eine gute Übung fürs Gedächtnis.

Pflanzentinten

Grundsätzliches
Jede Pflanze hat ihre Farbstoffe, die im Pflanzenorganismus unterschiedliche Aufgaben erfüllen, vom Anlocken von Insekten bis zum Schutz vor UV-Strahlen. Die bekanntesten unter ihnen (bekannt vor allem, da sie dem menschlichen Organismus so viel Gutes tun) sind die Flavonoide, Carotine und Anthocyane.

Pflanzenfarbstoffe lösen sich im Gegensatz zu sogenannten Pigmenten in Wasser, so dass der »Extraktionsvorgang« recht einfach ist. Um die Farbe aus dem Kraut, der Blüte, der Rinde (nicht der Beeren) besser zu lösen und ihr eine leichte »Stofflichkeit« zu geben, kocht man das Pflanzenmaterial in einer Alaunlösung (Kalialaun – ein Metallsalz). Dieses »Farbwasser« kann nun wie herkömmliche Tinte genutzt werden. Da sie recht flüssig ist, eignet sie sich, neben dem Schreiben, nur zum Aquarellieren, Färben von Papieren und zum Lasieren. Möchte man richtig malen, so bedarf es eines »Körpers«, je nach Technik und Vorlieben stehen einem dazu Kreide, Eiklar, Öle, Harze und dergleichen zur Verfügung.

Beerentinte
Beeren können kalt gepresst oder mit etwas Wasser kurz aufgekocht werden, um sie dann durch ein Tuch oder Sieb abzuseihen.

Blüten-Krauttinte

Diese Pflanzenteile werden für 5-20 Minuten in einer Alaunlösung gekocht.

Wurzel-Rindentinte

Diese schwerlöslichen Pflanzenteile werden für 30-60 Minuten in Alaunlösung gekocht.

Alaunlösung

10 TL Alaun in 250 ml Wasser lösen. Mit dieser Menge an Lösung kann man eine gute Handvoll Pflanzenmaterial verarbeiten. Wobei gesagt werden muss, dass Alaun nicht immer erforderlich ist, um die Farbe in Lösung zu bringen. Wenn man mit Alaunlösung arbeitet, sollte man am Ende darauf achten, dass die ursprüngliche Wassermenge wieder aufgefüllt wird, die durch den Kochvorgang verdampft ist. Sonst geht das Alaunsalz aus der Lösung und setzt sich am Boden ab (grundsätzlich nicht schlimm, verändert aber die Viskosität der Tinte).

Zu beachten

- Beim Extrahieren der Pflanzenfarbe alte Edelstahltöpfe verwenden, Emaille ist auch in Ordnung, solange keine Macken da sind: Eisen verfälscht die Farbe.
- Das Farbergebnis wird durch unterschiedliche Einflüsse mehr oder weniger verändert: Menge an Metallsalz, Kochzeit, Erntezeitpunkt, pH-Wert des Wassers und so weiter.
- Durch den Zusatz von Gummi Arabicum (1 Messerspitze auf 100ml) kann man der Tinte eine Wischfestigkeit geben und eine schönere Oberfläche.
- Besteht der Farbstoff aus Anthocyanen, so kann man ihn leicht mit Säure (Zitronensaft, Essig) oder einer Base (Soda, Natron, Seife) beeinflussen. Anthocyane wirken als pH-Wert- Indikator, das heißt, im sauren Milieu werden sie röter, im basischen blauer.

Haltbarmachen von Farbe

Die Haltbarkeit kann man durch Zugaben von antiseptisch wirkenden ätherischen Ölen wie Lavendel oder Nelkenöl verlängern.

Man kann die Farbe auch eintrocknen lassen und dann bei Bedarf mit Wasser anrühren.

Farben

Gelb: Apfelbaumrinde (mgl. Sommerschnitt), Frauenmantelkraut (auch mit getrocknetem Kraut), kanadische Goldrutenblüten, Löwenzahnblüten (auch mit getrocknetem Kraut), Zwiebelschalen (getrocknet), Schöllkraut, Rainfarnblüten, Sonnenblumenblütenblätter

Rot: Klatschmohnblüten, Rote Beete, Geranienblüten

Grün: reife Kreuzdornbeeren, Brennnesselkraut, Schwarzer Nachtschattenblätter

Blau: Mahonienbeeren, Ligusterbeeren

Violett: schwarze Stockrosenblüten, Holunderbeeren

Schwarz: Schopftintling, Walnussschalen (äußere Fruchtschale), Eiche, Erle

Gallustinte siehe Winter S. 52

Jahreszeitenbegleitend

Abschließend möchte ich euch gerne noch ein paar »neue Bräuche« mit auf den Weg geben, die sich nicht mit einer konkreten Jahreszeit oder einem dazugehörigen Fest beschäftigen. Sie dienen vielmehr dem Erleben des gesamten Jahreszyklus.

Jahreshustensirup

Der Jahreshustensirup ist eine wunderbare Art, sich zu vergegenwärtigen, dass die Natur zu jeder Jahreszeit Heilpflanzen für uns bereithält. Das ganze Vegetationsjahr hindurch könnt ihr Kräuter sammeln, die gegen Erkältungen helfen, und diese in einer Tinktur ansetzen. Ist das Jahr vorüber, wird die Tinktur mit Zucker zu einem Sirup eingekocht, dabei verflüchtigt sich der Alkohol und eine süße Medizin entsteht. (auf 1/4 Liter Tinktur etwa 250g Zucker)

Nacheinander könnt ihr zum Beispiel die folgenden Pflanzen sammeln:

Huflattichblüten, Gänseblümchen, Gundermann, Fichtentriebe,* Spitzwegerich, Holunderblüten, Lindenblüten, Malven, Mädesüß, Steinklee, Dost, Königskerzenblüten, Engelwurzwurzeln, Beinwellwurzeln.

Alternativ zur Tinktur, die zum Sirup wird, könnt ihr die Pflanzen auch in Honig einlegen und habt am Ende des Jahres dann einen Hustenhonig.

Jahreskräutersalz

Wie der Hustensirup lässt sich auch ein Kräutersalz herstellen (siehe S. 115).

* Bezüglich der Triebernte siehe Fichtenportrait S. 54.

Hörentdeckungen das Jahr über
Nicht nur die Gestalt der Natur ändert sich das Jahr hindurch, auch ihre Geräusche. Für euch allein oder im pädagogischen Betrieb gemeinsam mit den Kindern könnt ihr zusammen ein »Hörprotokoll« erstellen.

Farbbilder (Kindergarten)
Jede Jahreszeit hat ihre Farben, auch die lassen sich festhalten durch Klebebilder oder ähnliches.

Jahreszeitenmandalas
Auch Mandalas lassen sich zu jeder Jahreszeit gestalten, schön ist es, wenn die des Frühlings neben denen des Sommers vergehen dürfen und man so das Werden und Vergehen ihrer Schönheiten miterlebt.

Jahreszeiten suchen
Auf Pirsch gehen, um die Zeichen der Jahreszeiten im Wald zu entdecken; allein oder im Rahmen des Waldkindergartenalltags.

Jahreszeitsandkarten
Kleine Blütenkarten (siehe S. 116) lassen sich auch als Jahreszeitenkarten gestalten.

Pflanzenmeditationen (Waldkindergarten)
Ihr könnt fertig geschriebene Pflanzenmeditationen nutzen oder einfach beschreiben, wie eine Pflanze wächst und was sie so erlebt.

Ein kleines Kräutlein: Ein Samen fliegt von der Mutterpflanze fort, sieht die unterschiedlichen Landschaften unter sich vorbeiziehen, landet auf der Erde, beginnt langsam seine Wurzeln zu bilden, wächst heran, wird größer, Blätter bilden sich aus, ein Blütentrieb beginnt sich zu strecken, eine Knospe befreit sich langsam von seiner Hülle bis die Blüte hervorbricht; sie blüht in den schönsten Farben, verströmt Honigduft, wird von Bienen und Schmetterlingen besucht, versamt sich wieder und zieht sich schließlich bis zum nächsten Frühling in den Schoß der Erde zurück.

Ein großer Baum: Der Baum erwacht mit den ersten wärmeren Sonnenstrahlen, seine Wurzeln streckt er zum Wasser hin, beginnt das Wasser in seinen Stamm einzulassen, dass die Knospen wachsen und aufspringen, die Blüten erscheinen, je nach Baum ganz klein und unscheinbar oder prächtig aussehend und duftend wie beim Apfel; Insekten kommen und laben sich an den Blüten, Blätter entfalten sich und werfen Schattenspiele auf den Boden, die Tage werden wieder kürzer, die Früchte reifen, Tiere finden sich ein und legen Vorräte an, das Grün in den Blättern weicht und Rot und Gelbtöne tauchen auf, kleiden die Landschaft in warme Farben, dann kommen die Stürme und Winde, pusten das Laub hinunter, bis der Baum kahl und schön dasteht; jeder noch so kleine Ast ist zu erkennen, noch weiter weicht das Licht des Tages und langsam, ganz langsam fällt er in den Schlaf bis ihn im nächsten Frühjahr die ersten wärmenden Sonnenstrahlen wieder wachkitzeln.

Kräuterkorb (Waldkindergarten)

Man bildet einen Kreis, ein Kind steht in der Mitte, mindestens drei Kinder haben dieselbe Pflanze in der Hand. Das Kind in der Mitte nennt eine Pflanze (die im Spiel vorkommt), die Kinder mit dieser Pflanze in der Hand wechseln untereinander den Platz. Das Kind in der Mitte muss versuchen, sich auf einen der freigewordenen Plätze zu setzen. (Variante für Ältere: nicht die Pflanze nennen, sondern die Anwendung oder die Pflanzenfamilie.)

Sammelleitfaden

Nicht an den folgenden Orten sammeln:

- Hundegassi-Wegen (wenn vermeidbar)
- Ränder (vielbefahrene) Straßen
- auf kunstgedüngten Wiesen
- gespritzten Obstwiesen
- Ackerrandstreifen
- Naturschutzgebieten (zu Recht gesetzlich verboten)

Am besten auf:

- Brachwiesen
- Erdaushubdeponien

Sammelverhalten (Sammelt mit Respekt und betreibt keinen Raubbau, d.h.:)

- An jedem Ort nur ein wenig mitnehmen, um den Bestand zu schützen;
- nur soviel wie ihr benötigt;
- von einer einzelnen Pflanze nicht alles abernten, dies gilt sowohl für die oberirdischen als auch für die unterirdischen Teile;
- beim Graben von Wurzeln das Grabeloch wieder mit Erde verfüllen;
- beim Ernten von Früchten, darauf achten, dass keine Äste versehentlich abreißen:
- wenn ihr Kräuter sammelt, verwendet einen Stoffbeutel oder eine Papiertüte. Je nach Witterung fangen die Pflanzenteile in Plastik schnell an zu welken bzw. zu gammeln;
- ferner solltet ihr beim Sammeln auch darauf achten, dass die Pflanzen gesund sind. Ein bisschen Käferfraß macht nichts aus, sie sollten aber keinen Mehltau haben oder von Läusen befallen sein.

Sammelzeitpunkt:

- Jahreszeit für Heilkräuter: abhängig von den zu sammelnden Pflanzenteilen, Grundregel: Blätter vor der Blüte (so gilt eine Regel, die ich selber nie beachte…), Blüte zu Beginn der Blütezeit, Wurzeln im Frühling vor dem Austrieb bzw. im Herbst danach.
- Jahreszeit Wildgemüse: Die gesamte Vegetationszeit hindurch, bei einigen Ausnahmen, wie z.B. dem Scharbockskraut besteht ab der Blütephase eine Unverträglichkeit. Die Pflanzenteile sind jedoch in ihrer Jungphase schmackhafter, zarter und nährstoffreicher.
- Tageszeit: Pflanzen mit hohen Anteil an ätherischen Ölen (Bärlauch, Quendel, Dost usw.) haben zur Mittagszeit größten Geschmack, Heilkraft (Sonne zieht die Öle ans Licht). Generell sollte allerdings, vor allem an heißen Tagen eher morgens, bzw. abends gesammelt werden (sonst welken sie schneller).
- Mondphasen: zunehmender Mond lässt die Säfte steigen (Kraut saftiger), abnehmender Mond lässt die Säfte sinken (Wurzel saftiger). (Der Mondstand im Tierkreiszeichen hat ebenfalls deutlichen Einfluss auf die Pflanzen, das Sammeln danach und nach Planetenständen ist eine fortgeschrittene Wissenschaft aus der Abendländischen Medizin.)
- Traditionelle Sammelzeitpunkte: Sonnenwende (21.6), Johanni (24.6), Frauendreisger (15.8–8.9), Wurzelernte Herbst-Tagundnachtgleiche (21.9)

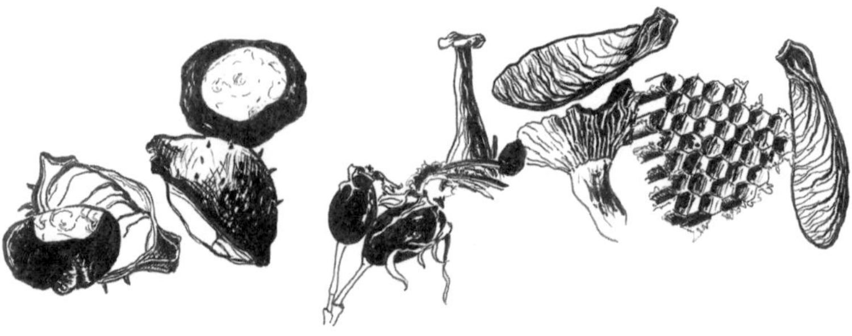

ANHANG

Artemisia annua: Segen und Politikum

Meine Wurzeln sind in Mitteleuropa. Ich bin Kräutersammlerin, keine Kräutergärtnerin und nutze daher, bis auf zwei, drei Ausnahmen, nur das was die heimische Flora mir schenkt. Der Einjährige Beifuß (*Artemisia annua*) war mir schon lange als traditionelles Malariamittel Chinas bekannt, auch dass die Pharmaindustrie sich ihn zunutze machte. Da er hier (bisher) nur kultiviert wächst, nutzte ich ihn nicht, bis Covid kam. Ich las einen Artikel über den Umgang Madagaskars mit dem Virus und erfuhr, dass der Kräutertrunk, mit dem das ganze Land die Infektionszahlen und die schweren Verläufe drastisch senkte, zu einem Großteil aus *A. annua* bestand. Erfuhr auch, dass man im Max Planck-Institut bereits 2009 bei Untersuchungen mit ihm gegen SARS (einem dem Covid 19-Erreger nah verwandter Virus) große Erfolge verzeichnet hatte.

Wenn man sich mit dieser Pflanze beschäftigt, führt kein Weg am Thema Malaria vorbei. Selbst wenn ich bei Politik und medialer Aufklärung die Ursache suchen sollte, so beschämt es mich dennoch, dass ich über dieses Leid, diese Form des Kolonialismus, diese unendliche Profitgier, dieses Politikum und diesen unglaublichen Segen bis 2020 nichts wusste.

Ich las im »Brennstoff« (eine Zeitung des »Waldviertler-Schuhe«-Gründers Heini Staudinger) eine Vorankündigung zum Film »Das Fieber«, schaute im Internet eine ins Englische übersetzte französische Dokumentation (*The malaria business: Big pharma vs natural medicine*), las eine ethnologische Doktorarbeit. Alles beschäftigt sich mit dem Thema *Artemisia annua* und mit Malaria und der europäisch-amerikanischen Pharmalobby.

Dieses Thema hat nicht wirklich etwas mit dem Thema des Buches zu tun, doch es ist mir ein persönliches Anliegen, davon zu erzählen und die Arbeit der diversen Organisationen weiter publik zu machen, und ich danke an dieser Stelle Andreas Lentz vom Neue Erde Verlag, dass er mir dies hier ermöglicht.

Es gibt recht unterschiedliche Angaben zu den Malariatoten, allein in Afrika. Manche gehen von bis zu drei Millionen jährlich aus, die geringste Zahl ist eine Million jährlich, und das ist bereits eine unvorstellbar große Zahl. Die tödlichen Fälle werden meist durch die *Malaria tropica* hervorgerufen, deren Verlauf sehr rasch ist und unter anderem zu starker Anämie und neurologischen Komplikationen führt. Doch es gibt ein Mittel dagegen, ein einfacher Kräutertee, ohne Aufwand in der Herstellung, aus einem Kraut, das in den betroffenen Gebieten gut wächst. Es könnte so einfach sein, einen Kontinent aus der wirtschaftlichen Abhängigkeit der Industriestaaten zu befreien, Kindern ein Leben und Bildung zu ermöglichen (Bildung, die dem eigenen Land zugutekommen kann) und einem Kontinent wieder intakte Familienstrukturen zu ermöglichen. Kinder, wenn sie überhaupt überleben, können bei einer Malariaerkrankung nicht die Schule besuchen, Elternteile sterben an Malaria, Kinder wachsen bei Onkel, Tante, Großeltern, Nachbarn auf.

Es könnte so einfach sein, doch leider steht die Profitgier dem entgegen.

Chinesische Wissenschaftler nutzen schon sehr lange die Überlieferungen der Traditionellen Chinesischen Medizin (TCM) für ihre Forschung auf dem Gesundheitssektor. Anfang der Siebziger Jahre isolierte die Wissenschaftlerin Tu Youyou aus dem *A. annua* den Wirkstoff Artemisinin. – In der TCM heißt das Kraut Quing-Guo und wurde im Shennog Ben Cao Jing, einem Kräuterbuch (datiert auf 300 v. Chr. bis 100 n. Chr.), erstmals schriftliche unter anderem als Fiebermittel erwähnt.

Ende des 20. Jahrhunderts war der Malariaerreger schließlich größtenteils resistent gegen das bis dato gebräuchliche Medikament mit dem Wirkstoff Chloroquin, und erst dann schenkte der Westen seine Aufmerksamkeit dem Artemisinin. Doch auch dann dauerte es noch 15 Jahre bis Tu Youyou 2015 einen Nobelpreis für ihre Forschung erhielt.

Im Laufe der Jahre entwickelte man nun sogenannte Kombipräperate (ACT), die unter anderem Artemisinin enthalten. Seit China seine Lizenz und Patente an Novartis verkauft hat, ist die Schweizer Pharmafirma absoluter Marktführer. ACTs können drastische Nebenwirkungen haben: von Muskel- und Gelenkschmerzen, Fieber, Appetitlosigkeit, Kopfschmerzen über anaphylaktische (allergische) Schocks bis hin zur Verlängerung des QT-Intervals, das einen unregelmäßigen Herzschlag, Ohnmacht, Krampfanfälle und plötzlichen Tod zur Folge haben kann. Eine weitere Problematik des Medikaments besteht in der Verfügbarkeit und den Kosten für die Landbevölkerung und in der Tatsache, dass die verkauften Präparate oft gepanscht oder bereits abgelaufen sind.

ATC Präperate bringen der Pharmaindustrie und allen voran Novartis mit ihrem Präparat Coratem® eine Menge Profit, ein in Gärten gezogenes Kraut nicht.

Es gibt mittlerweile eine Vielzahl an Studien und noch sehr viel mehr Erfahrungswerte (und dabei spreche ich nicht einmal von den 2000 Jahre Erfahrung in der TCM), die die Wirksamkeit des *Artemisia annua*-Tees gegen Malaria, insbesondere gegen die *M. tropica* belegen. Doch die Industrienationen bemühen sich, diese Studien zu ignorieren und nicht anzuerkennen.

Hierzu eine kleine Geschichte. Der junge kongolesische Arzt Jérome Munyangi ging nach Paris, um seinen Master in Medizin zu machen. Er forschte im Bereich »wässriger Auszug des *A. annua* in seiner Wirkung auf die Malaria« und kam zu überwältigenden Ergebnissen. Doch anstatt alles auf eine Veröffentlichung zu setzen, wurden die Ergebnisse und alle Laboraufzeichnungen vom betreuenden Professor konfisziert: Die größten Geldgeber der Universitätsforschung waren Pharmaunternehmen. Dr. Munyangi wurde unehrenhaft aus der Universität entlassen. Im Kongo setzte er mit Hilfe privater Spenden seine Forschung fort. In einer Doppelblindstudie verabreichte man 1000 Patienten ein ACT-Präparat mit einem Placebo-Tee beziehungsweise *Artemisia annua*-Tee und ein Placebomedikament. Die Symptome beider Gruppen heilten ab, doch bei der ACT-Gruppe waren nach wie vor Parasiten im Blut und starke Nebenwirkungen vorhanden.

Dies ist nicht die einzige Studie, die ignoriert und nicht anerkannt wird. Taucht man nun ein wenig tiefer ein, stößt man auf den Akteur WHO. Die WHO war von den Vereinten Nationen 1948 als eine segensbringende Institution gedacht, doch die heutige Realität zeigt ein beschämendes Bild. Nur noch 20% des Budgets werden von den Mitgliedsstaaten geleistet und sind somit weisungs*un*gebunden, die anderen 80% steuern diverse Länder und die Privatindustrie bei. Unter Privatindustrie zähle ich auch Stiftungen wie die Melissa & Bill Gates Stiftung, die mittlerweile 10% des Gesamtbudgets abdeckt. Gelder dieser Stiftung fließen ausschließlich in Forschungsarbeiten der Firmen, von denen Bill Gates Aktienpakete besitzt. Ich mache ihm keinen Vorwurf, Bill Gates ist einer der größten Geschäftsleute unserer Zeit, das ist sein Naturell, nach dem er handelt. Ich mache der Staatengemeinschaft einen Vorwurf, eine so wichtige Institution nicht unabhängig zu finanzieren.

Die WHO hat eine eindeutige Empfehlung gegen den Artemisia-Tee und für die ACT-Produkte, im Besonderen für Coratem® ausgesprochen. Selbst wenn subsaharische afrikanische Staaten erkennen, dass eine »pharmakologische Selbstversorgung« der Bevölkerung das Sinnvollste ist, geraten sie unter massiven Druck. Die »Empfehlungen« der WHO, die aber tatsächlich Vorgaben sind, werden an andere Hilfsleistungen, etwa Kredite und dergleichen, gekoppelt; somit entsteht eine Zwangssituation für die Staaten. Das Hauptargument der WHO gegen den Tee ist die Gefahr der Bildung von Resistenzen. Doch der jahrtausendelange Umgang mit dem Kraut straft diese Aussage Lügen. Die Gesamtheit an Inhaltsstoffen einer Pflanze, die miteinander einen Synergieeffekt bilden, ist nicht zu vergleichen mit der Anwendung einzelner isolierter Stoffe. Isoliertes Chinin hilft bei Malaria schon lange nicht mehr, die Rinde des Chinarindenbaums allerdings sehr wohl. Auch ist Artemisin nicht allein verantwortlich für die exzellente Wirkung gegen Malaria. Die im Großteil Afrikas heimische Beifußart *Artemisia afra* zeigt annähernd gleiche Ergebnisse, obwohl diese Pflanze den »Nobelpreis-Wirkstoff« gar nicht enthält.

Es könnte so einfach sein, wäre da nicht die Profitgier der mächtigen Pharmaindustrie. Sie ist mächtig, doch es gibt Widerstand. Es gibt eine Reihe von Organisationen, die sich für die Gesundheit der Menschen und für das Kraut, das die Malaria heilt, einsetzt. Sie haben ein großes Durchhaltevermögen. Eine davon ist die 1986 gegründete Organisation »anamed«. Sie betreibt Zentren zum Anbau und zur Aufklärung über *Artemisia annua*. Als es 2019 zu starken Überschwemmungen in Mosambik kam, spendete der Verein für die betroffenen Elendsgebiete 300 kg in Tansania angebauten Artemisia-Tee. Aufgrund einer Empfehlung der WHO wurde der Import verweigert und das Kraut verrottete beim Zoll. 9000 Menschen hätten damit mit einer Quote von 94 % von der Malaria geheilt werden können. In meinem alltäglichen Sprachgebrauch nutze ich sehr viele Kraftwörter, ich erspare sie euch an dieser Stelle.

Ich habe einen großen Respekt vor Menschen solcher Organisationen. Dazu gehören auch die Mitglieder der »Fever-Fighters«, ein Verein, der sich um die Regisseurin des Films »Das Fieber« Katharina Weingartner gegründet hat.

Nach der Fertigstellung der sehr empfehlenswerten Dokumentation, in der viele Jahre Recherche stecken, entstand im Gesundheitsministerium von Uganda die Idee eines Wanderkinos. Man plante, finanziert durch ein Crowdfunding , begleitet von der Protagonistin von *Das Fieber*, durch die Dörfer zu ziehen und kostenfreie Workshops über Anbau und Verwendung von *Artemisa annua* abzuhalten. Parallel war eine Studie zur Wirkung von *A. annua* geplant, das Projekt sollte rund ein Jahr laufen und von lokalen Filmteams dokumentiert werden.

Um die Erlaubnis zu bekommen, einen Film öffentlich zu zeigen, muss er in Uganda durch die Zensurprüfung bei der Medienbehörde. Nach vielen Monaten des Wartens, unzähligen Emails, Telefonaten und persönlichen Vorsprachen verweigerte die Behörde schließlich die Genehmigung. Eine nachvollziehbare Begründung wurde nie übermittelt.

Im Sommer 2021 wurde »Das Fieber« beim internationalen Zanzibar-Filmfest gezeigt und anschließend eine Disskussionsrunde abgehalten, in der die Rolle der Pharmaindustrie und WHO erstaunlich offen und kritisch diskutiert wurde. Daraufhin zog ein britischer Pharmakonzern, der seit Jahrzehnten Millionen in die Malariaforschung investiert, sein Sponsoring für das Festival zurück.

In Frankreich ist *Artemisia annua* bereits verboten und in Deutschland seit 2019 als »neuartiges Lebensmittel (Novel Food)« klassifiziert, das heißt, das Kraut hat keine Anerkennung als Heilmittel (außerhalb der TCM) und bewegt sich in einem Graubereich.

Es gäbe noch sehr viel mehr zu berichten und das meiste sind keine schönen Geschichten, doch abschließen möchte ich mit der Bitte:

Erzählt von dieser Pflanze, baut sie an, nutzt ihre Heilkraft…

Neben der Malaria wird sie in manchen Gegenden Afrikas auch bei AIDS-Patienten eingesetzt. Sie hat eine unglaublich immunstimulierende Wirkung. In Tansania können durch die Selbsthilfegruppe Kaza Roho viele Menschen trotz ihrer AIDS-Erkrankung wieder ein einigermaßen normales Leben führen.

… und unterstützt, wenn es euch möglich ist, Organisationen wie die »Fever Fighters« (feverfighters.com), »Anamed« (anamed-edition.com) und Kaza Roho.

Bibliographie

Arendt, Helena: Werkstatt Pflanzenfarben. AT 2017

Bächtold-Stäubli, Hanns (Hrsg): Handwörterbuch des deutschen Aberglaubens, Band 1-9 (1927-42). Weltbild 2005

Bader, Marlis: Räuchern mit heimischen Kräutern. Kösel 2005

Botheroyd, Sylvia und Paul: Lexikon der keltischen Mythologie. Diederichs 1996

Bühring, Ursel: Praxis-Lehrbuch der modernen Phytotherapie. Haug 2009

Burckhardt, Coco: Alles aus Wildpflanzen. Verlag Eugen Ulmer 2015

Dies.: Der Wildpflanzen Praxis-Coach (Ein Jahreszeiten-Pflanzenbuch, der Titel ist leider irreführend vom Verlag gewählt). blv 2016

Dies.: Erste Hilfe mit frischen Wildpflanzen. Verlag Eugen Ulmer 2016

Dies.: Räucherrituale. blv 2017

Dies.: 12 Heilpflanzen und ihre Geschichten. Verlag Eugen Ulmer 2018

Eliade, Mircea: Geschichte der religiösen Ideen, Band 1-4 (1976). Herder 2002

Fink, Hans: Verzaubertes Land - Volkskunde und Ahnenbrauch in Südtirol. Tyrolia 1969

Fischer, Anke: Feste und Bräuche in Deutschland. Edition XXL 2004

Fischer-Rizzi, Susanne: Blätter von Bäumen. Irisiana 2001

Fleischhauer, Steffen Guido: Enzyklopädie der essbaren Wildpflanzen. AT 2004

Frazer, James: der goldene Zweig. rowohlts enzyklopädie 2011

Fuchs, Leonart: The new Herbal of 1543. Taschen GmbH 2001

Genaust, Helmut: Etymologisches Wörterbuch der botanischen Pflanzennamen. Nikol 2005

Grimm, Jacob: Deutsche Mythologie (1875-78). Drei Lilien 1992

Hageneder, Fred: Der Geist der Bäume. Neue Erde 1999

Hart David Bentley: Die Geschichte des Christentums. National Geographic History 2007

Herder Lexikon: Germanische und keltische Mythologie. Herder 1982

Ders.: Griechische und römische Mythologie. Herder 1990

Ders.: Herder Lexikon Symbole. Herder 1993

Hertling, Bernd: Wie aus dem Zankapfel die Einbeere wurde – (Heil-) Pflanzen im griechischen Mythos. Foitzick 2006

Höchstetter, Fred: Großes illustriertes Kräuterbuch. Enslin & Laiblin 1882
Hoffmann, Redslob: Volks-Bibellexikon. Baumgärtners Buchhandlung 1853
Höfler, Max: Volksmedizinische Botanik der Germanen (1908). Verlag für Wissenschaft und Bildung 1990
Johnson, Hugh: Bäume. Gräfe und Unzer 2010
Kalbermatten, Roger: Wesen und Signatur der Heilpflanzen. AT 2013
Kneipp, Sebastian: Pflanzenatlas. Verlag der Jos. Kösel`schen Buchhandlung 1897
Koschtschejew, A.K.: Wildwachsende Pflanzen unserer Ernährung. VEB 1990
Kronfeld, Ernst: Zauberpflanzen und Amulette (1898) Verlag: Edition geheimes Wissen 2011
Ders.; v.Hovorka: Vergleichende Volksmedizin - Band 1. Strecker und Schröder 1908
Laudert, Doris: Mythos Baum. blv 2004
Le Roux, Guyonvarc´h: Die Hohen Feste der Kelten. Arun 2003
Lonicerus, Adamo: Kreuterbuch (1679); Verlag Konrad Kölbl 1962
Madejsky, Magret: Lexikon der Frauenheilkräuter. AT 2012
Maier, Johann: Judentum von A-Z. Herder 2001
Mannhardt, Wilhelm: Wald und Feldkulte Bd1 (1904). Elibron Classics Replica 2005
Marzell, Heinrich: Wörterbuch der deutschen Pflanzennamen (1943-58). Parkland 2000
ders.: Bäume in der Volkskunde - Zusammenfassung und Nachdruck einzelner Artikel. Wurzel Verlag
ders: Geschichte und Volkskunde der deutschen Heilpflanzen (1938). Reichl 2002
Meier zu Biesen, Caroline: Globale Epidemien - lokale Antworten. Eine Ethnographie der Heilpflanze Artemisia annua in Tansania. Campus 2013
Melcher, Erna und Hans: Das große Buch der Heiligen. Südwest München 1978
Messegue, Maurice: Das Messegue Heilkräuter Lexikon. Molden 1976
Ody, Penelope: The complete guide Medicinal Herbal. DK 2000
Pahlow, Mannfried: Das große Buch der Heilpflanzen. GU 1993

Perger, Anton: Deutsche Pflanzensagen (1864). Fourier 1979
Potterton, David: Culpeper´s Colour herbal. W. Foulsham & Co 2002
Scherf, Gertrud: Pflanzengeheimnisse aus alter Zeit. blv 2004
Schmeil, O.; Fitschen, J.: Flora von Deutschland. Quelle & Meyer 2003
Schütt, P.; Schuck, H.J.; Stimm, B.: Lexikon der Baum- und Straucharten. Nikol 2002
Dies.n; Lang; Weisgerber, Roloff: Enzyklopädie der Laubbäume. Nikol 2006
Stammel, Heinz: Das Heilwissen der Indianer. Wunderlich 1986
Storl, Wolf-Dieter: Pflanzen der Kelten. AT 2001
Ders.: Urmedizin. AT-Verlag 20015
Strassmann, Renato: Baumheilkunde. AT 2006
Strobel, Christa: Monographie Bärenklau im Rahmen der »Naturschule-Deutschland« - Weiterbildung für Wildpflanzenpädagogik 2016
Von Bingen, Hildergard: Physicsa Band V. Beuroner Kunstverlag 2012
Weidinger, Hermann-Josef: Hollerbusch, Kranewitt und Haselnuß. Freunde der Heilkräuter 1996
Ders.: Kräuter für die Seele; Freunde der Heilkräuter 1993
Werner Paul, Richilde: Weihnachtsbräuche in Bayern. Verlag Plank Berchtesgaden 1998
Zerling, Clemens: Lexikon der Pflanzensymbolik. AT 2007

Internet

www.anamed-edition.com
www.feverfighters.com
https://de.wikipedia.org/wiki/Darstellung_des_Herrn
www.who.int/about/funding/
https://bne-sachsen.de/2020/07/14/https-bne-sachsen-de-2020-07-14-energieverbrauch-der-digitalisierung-wie-viel-strom-braucht-eigentlich-streaming/
https://www.tagesspiegel.de/wirtschaft/stromfresser-internet-was-unser-digitalkonsum-an-energie-kostet/25182828.html
https://www.tagesspiegel.de/wissen/bedrohlicher-als-der-klimawandel-das-verschwinden-der-arten-ist-die-krise-des-jahrhunderts/25401902.html

Abschiedsgruß

Liebe Leser, liebe Leserinnen!

Weißes Licht, einzelne Spinnenfäden, die in Gras und Luft schimmern, warme Oktobersonne auf meinem »Pelz«.

Ich hoffe euch hat die Lektüre des Buches gefallen, euch Anregungen geschenkt, den Jahreskreis bewusst zu erleben, und dabei euer Band zu Mutter Erde, Floras Kindern und vielleicht sogar zu euch selbst gestärkt.

Ich freue mich, wenn ihr die Klarheit und Ruhe des Winters, die ersten wärmenden Sonnenstrahlen und bunten Tupfen des Frühlings, die Üppigkeit und Ausgelassenheit des Sommers, die heimeligen Gerüche und reichen Gaben des Herbstes intensiv erlebt, genießt und sie ein Quell der Kraft und Verbundenheit werden.

In diesem Sinne ein schönes Fest der Jahreszeiten

Eure Coco

Danksagung

Ich möchte mich bei den Menschen bedanken, die an meinen Kursen teilgenommen und mich durch ihr Interesse ermutigt haben, aus dem Thema ein Buch zu machen. Dabei besonderer Dank an die Wikingerfrau Ilka Rettcher, die ein erstes kritisches Lektorat vorgenommen hat. Dank auch an Andreas Lentz vom Neue Erde Verlag, der begeistert von dem Thema das Buch in Windeseile druckfertig gemacht hat, an Meraylah für ihr schönes Cover und natürlich an »meinen Dunedain« Rafi für unsere vielen gemeinsamen Stunden und deine mich noch immer sehr berührenden Zeichnungen. Ein letzter tief empfundener Dank gilt Flora, die mir so viel Freude schenkt, und Mutter Erde, die mich seit 46 Jahren so liebevoll ein Teil von sich sein lässt.

Die Autorin über sich

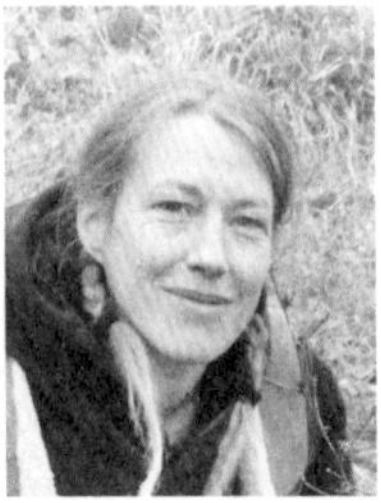

Ich bin als drittes Kind im Januar 1975 in Düsseldorf geboren. Meine Familie zog allerdings bereits 84 nach Kaufbeuren, sodass ich in der ländlichen Umgebung des Allgäus groß wurde und meinen »Expeditionen« in Wald und Flur schon als Kind nachgehen konnte. Der Wald und die geheimen Wiesenfleckchen waren mir schon als Kind die liebste Umgebung. Gleichermaßen liebte ich auch Elfengeschichten und Mythen.

Die intensive Beschäftigung mit Heil- und Wildpflanzen begann ich im Alter von zwanzig Jahren. Ein Jahr zuvor trat ich in Tübingen das seit der Mittelstufe lang ersehnte Studium der Religionswissenschaften und der Völkerkunde an. Das Institut gestaltete den Lehrplan leider nicht nach meinen Vorstellungen, so dass ich, anstatt die Universität zu wechseln, das Studium gleich ganz abbrach – eine Entscheidung, die ich bis heute noch oft bereue.

Nach dem Sozialpädagogikstudium in München, vier Jahren Streetwork ebenfalls München, dreieinhalb Jahre Waldkindergarten in Erlangen fanden mein Freund und ich nach fünf langen Jahren deutschlandweiter Suche endlich einen Hof, um dem Traum der Selbstversorgung nachzugehen. Neben Hof, Garten und Ziegenherde gründete ich gemeinsam mit einigen Eltern einen Waldkindergarten mit Schulnachmittagsbetreuung vor Ort und begann mit meiner Autorentätigkeit.

Nach 11 Jahren zog es uns fort aus dem Allgäu. Ein zweijähriger »Bauwagenaufenthalt« in Nordhessen folgte. Und nun sind wir in die Bretagne aufgebrochen, haben dort im nordwestlichen Rand des Kontinents einen kleinen Bauernhof und eine stattliche Streuobstwiese, die noch in den Kinderschuhen steckt, und werden demnächst wieder mit der Selbstversorgung beginnen. Ich komme zweimal jährlich für Seminare nach Deutschland, plane für die Zukunft in der neuen Heimat zusätzlich auch Wildpflanzenferienseminare (auf deutsch) zu geben.

Die Wald und Wiesenwonne wurde 2007 in Erlangen geboren, zog mit ins Allgäu und dann mit nach Hessen. In ihrem Rahmen, sprich in meinen Seminaren und in meiner Tätigkeit bei der Naturschule Freiburg (Dozentin für Heil- und Wildpflanzen seit 2009) gebe ich mein erlerntes und selbsterfahrenes Wissen weiter. Wissen habe ich aus vielen Büchern, während meiner Phytotherapieausbildung (2000), der Heilpraktikerausbildung (2003/04, ohne Abschlussprüfung) und während vieler Seminare bei Natura Naturans, Schule für Abendländische Medizin (2000-2011). Ich habe Erfahrungen gesammelt – und viel gelernt durch Ausprobieren, Neugierde und durch meine Verbundenheit zur Pflanzenwelt.

Eine große Leidenschaft – neben der Pflanzenwelt – sind nach wie vor die Wurzeln, Mythen und das Brauchtum unserer Kultur; Inhalte, die meine Kurse maßgeblich mitprägen.

Mit der Wald- und Wiesenwonne geht es mir nicht nur darum, altes Wissen zu bewahren oder weiterzugeben und die Liebe zur Natur zu wecken, sondern auch darum, sich in Teilen des Lebens selbst zu versorgen und damit von vermeintlichen Zuständigkeiten des gesellschaftlichen Alltags zu emanzipieren.

www.waldundwiesenwonne.de

Register

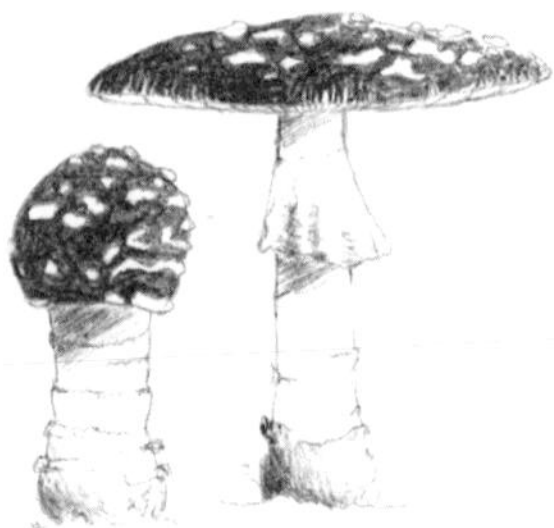

Register der deutschen Pflanzennamen

(Fette Zahlen verweisen auf die Haupteinträge)

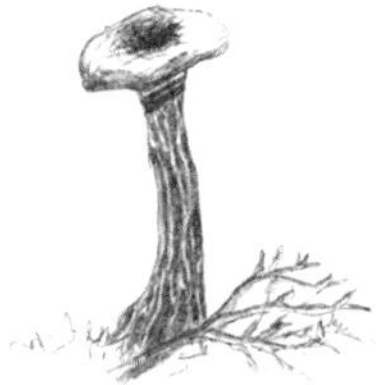

Register der botanischen Pflanzennamen

(Fette Zahlen verweisen auf die Haupteinträge)

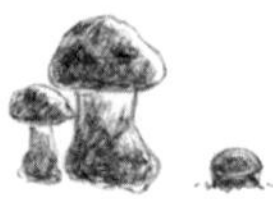

Hier kann man sich zum **Neue Erde-Newsletter** anmelden:
newsletter.neueerde.de/anmeldung

NEUE ERDE im Buchhandel

Neue Erde ist ein kleiner unabhängiger Verlag, und der unabhängige Buchhandel ist unser natürlicher Partner. Wir unterstützen die Initiative »buy local«.

Sollte es Lieferschwierigkeiten bei den Büchern von NEUE ERDE geben, lassen Sie immer im VLB (Verzeichnis lieferbarer Bücher) nachsehen, im Internet unter **www.buchhandel.de**

Alle lieferbaren Titel des Verlags sind für den Buchhandel verfügbar.

Sie finden unsere Bücher auch auf unserer Homepage **www.neue-erde.de** oder in unserem Gesamtverzeichnis, welches Sie gerne hier anfordern können:

NEUE ERDE GmbH
Cecilienstr. 29 · 66111 Saarbrücken
info@neue-erde.de

NEUE ERDE

Dein Heilkraut findet dich

Es ist kein Zufall, wenn sich gewisse Kräuter hartnäckig in unserer Nähe halten. Schon Paracelsus wusste, dass sich die Kräuter die Menschen suchen, denen sie mit ihren Heilkräften zur Gesundheit verhelfen können – oft schon, bevor sie überhaupt akut krank geworden sind! In diesem Buch werden 40 Wildkräuter, die im Garten häufig als »Unkraut« vorkommen, in Bild und Text vorgestellt.

Markus Berger
Unkraut – Heilkraut
Es stellt sich ein, wenn man es braucht
Paperback, 240 Seiten, mit 80 Stichen und Fotos
ISBN 978-3-89060-621-7

Wilde Heilkräuter – märchenhaft!

Dieses Buch ist Heilkräuterkunde auf lebendig anschauliche Art! Acht Märchen erzählen von vierzehn Heilpflanzen und ihren Eigenschaften, anschließend werden sie in Steckbriefen noch einmal ausführlich beschrieben: Familie, Pflanzenkunde, Heilwirkungen, Anwendungen und Rezepte. Dazu gibt es ein Indikationenregister. Das Ganze ist wunderschön illustriert und ein lehrreicher Lesegenuss für Alt und Jung.

Flor Schmidt
Wildkräutermärchen
Von Sonnenhut, Augentrost und vielen anderen.
Mit 15 Kräuterporträts
Hardcover, 128 Seiten, durchgehend farbig illustriert
ISBN 978-3-89060-684-2

Das *ganze* Leben der Bäume

Dieses Buch ist das maßgebliche Standardwerk, das zeigt, welche Bedeutung den Bäumen nicht nur für das globale Klima, sondern auch für Leib und Seele von uns allen zukommt. Es bietet eine kompakte Übersicht über Biologie, Ökologie und Metaphysik der Bäume: Moleküle und Zellen, elektromagnetische Kraftfelder, Kommunikation mit Licht, Aufnahme planetarischer und kosmischer Energien sowie die gesamte Kulturgeschichte der Bäume von der Steinzeit bis heute. Mit ausführlichen Porträts unserer einheimischen Arten.

Fred Hageneder
Der Geist der Bäume
Eine ganzheitliche Sicht ihres unerkannten Wesens
Hardcover, 416 Seiten, mit Lesebändchen
ISBN 978-3-89060-632-3